GEORG B. GRUBER

ARZT UND ETHIK

GEORG B. GRUBER

ARZT UND ETHIK

1948

Walter de Gruyter & Co. / Berlin

vormals G. J. Göschen'sche Verlagshandlung / J. Guttentag, Verlagsbuchhandlung

Georg Reimer / Karl J. Trübner / Veit & Comp.

Archiv-Nummer 514848

Printed in Germany. Druck: „Buchkunst", Hans Jentzsch, Berlin W 35.

Inhalt

Diese Schrift beruht auf Vorlesungen, die der Verfasser an der Universität zu Göttingen gehalten hat. Eine Präambel ist nicht nötig. Was dem Leser nahegebracht werden soll, ist alter Einsicht entsprossen. Es galt schon zur Zeit des großen Arztes Hippokrates als verbindlich. So möge der ehrwürdige Ärzte-Eid der Hellenen an Stelle des Vorwortes treten!

Hippokratischer Ärzte-Eid

Apollon, den Arzt, rufe ich zum Zeugen, dazu Asklepios, Hygieia und Panakeia und alle Götter und Göttinnen. So schwöre ich und gelobe, nach bestem Wissen und Können Eid und Verpflichtung zu erfüllen:

Den Lehrer meiner Kunst will ich wie meine Eltern ehren, mit ihm den Lebensunterhalt teilen und ihn mitversorgen, wenn er in Not gerät. Seine Kinder seien meine Brüder! Wenn sie es wünschen, will ich sie rückhaltlos und ohne Gegengabe gerne meine Kunst lehren. Sie sollen Rat erhalten und Belehrung von mir empfangen, wie meine eigenen Söhne und wie alle Schüler, die — altem ärztlichen Gebrauch getreu — sich mir durch Lehrvertrag anvertrauten und durch einen Eid verpflichteten. Nur ihnen allein will ich Lehrer sein.

Mein ärztliches Handeln geschehe zum Heil der Kranken, so gut ich es kann und weiß. Bewahren will ich sie vor Schaden und Torheit.

Niemand werde ich ein tödliches Gift verabreichen oder auch nur anraten, selbst wenn er darum bitten sollte. Keinem Weibe will ich zu Zwecken der Fruchtabtreibung dienen.

Hehr und rein möchte ich mein Leben und meine Kunst bewahren.

Es sei ferne von mir, den Blasenstein zu operieren! Dies bleibe Aufgabe der Männer, die solche Kunst erlernt haben!

In welches Haus ich auch eingehe, ich will es nur zu Nutz und Frommen der Kranken betreten, frei von jedem bewußten Unrecht, frei auch, wie von jedem anderen Laster, so von fleischlicher Lust aller Art.

Was ich bei meiner ärztlichen Tätigkeit sehe oder wahrnehme, oder was ich sonsthin dabei Menschliches erfahre, das nicht weitergegeben werden soll, das werde ich in tiefstem Herzen bewahren und will es für unaussprechlich halten.

So wahr ich das alles erfülle, möge sich meine Kunst lebendig entfalten und mein Ruf mehren alle Zeit! Aber ausgetilgt will ich sein, wenn ich meinem Eide untreu werde!

Arzt und Ethik

„Officio mi officio“, — zu deutsch „Durch meinen Dienst erschöpfe ich mich“. So liest man es auf dem Spruchband um die Leuchte, die ein Maler dem Bildnis des Prager Rektors Johannes Jessen vor mehr als 300 Jahren beigegeben hat. Der Dargestellte, ein unglückliches Opfer der Gegen-Reformation, ist längst dahingesunken. Die Losung seines Berufes, verkörpert in dem alten Kerzen-Symbol des ärztlichen Standes, ist lebendig geblieben; darin ist niedergelegt all das Gute und all das unausgesetzt Hilfsbereite eines vielbeachteten, im Licht breiter Öffentlichkeit geübten ärztlichen Dienens. Seine Träger haben seit alten Zeiten den Vorzug großen Ansehens im Volk genossen. Aus unermüdlicher Arbeit und aus den Erfolgen ihrer Kunst wuchsen Ehre und Ansehen des guten Arzttums empor. Dies gilt trotz allen Spottes, den die Zeiten immer wieder aufbrachten gegenüber ungeschickten, selbstsüchtigen oder aufgeblähten, eitlen Ärzten. Auch dann gilt es, wenn solcher Spott zügellos höhnend über die Grenzen griff und den ganzen Ärztestand glaubte bezichtigen zu müssen. Wer an der Straße steht, muß sich nun einmal das Reden der Spaziergänger gefallen lassen.

Ihre eigenartige Aufgabe verlangt es, daß man Ärzte leicht auffinden kann, daß sie am öffentlichen Weg siedeln, daß sie zu rascher Hilfe über Straßen und Plätze hinweg bereit sind. Ihr Brauchtum und ihre Sitten, ihre Geneigtheit, dem Beruf so oder so zu dienen, ihre gesamte menschliche Art des Umgangs unterliegen öffentlichen Maßstäben. Da richten Berufene und Unberufene. Die Gesetze, aus denen diese Richter vergleichend Gunst und Ungunst des Urteils gewinnen, sind ihnen meist nicht wörtlich geläufig. Das gilt, ob es sich um den alten Eid der Hippokratiker in seiner klassischen Einfalt handelt, oder um moderne Ärzte-Ordnungen in der erschwerenden Vielfalt ihrer Gesichtspunkte. Es scheint sie mehr eine Art von Gemeingefühl dessen zu leiten, was sich für den Mann gezieme, der den Namen des Arztes wie einen Ehrentitel führt. Unausgesprochen ist es, auf den ersten Blick, die Summe der Ethik, die man gerade dem ärztlichen Stand so gerne und so selbstverständlich zur Pflicht macht. Man tut dies auch nicht immer in klarer Bewußtheit der Eigenschaften und Aufgaben, die den Arzt idealen Sinnes erfüllen sollten; man tut es, ohne genauer festzulegen, was „Ethik" in solchem Zusammenhang bedeutet. Dabei darf man nicht vergessen, daß es unter den Umständen des raschen Dahinlebens in volkreicher Gemeinschaft auch leicht zu einer Verkennung der ärztlichen Aufgaben kommen konnte, und daß man ethische Regeln gelegentlich mit modernen oder, besser gesagt, mit modischen Floskeln verwechselte, daß man rasch eingebürgerten Usus für altbewährt und gut begründet ansprach. Will man klarer sehen, dann muß man sich um den Begriff des Arztes bemühen. Man muß ein Bild davon gewinnen, welche Eigenschaften es zu bewähren gilt, um als Arzt geachtet zu werden; und zwar nicht in der äußerlichen Bedingtheit bestandener Prüfungen, sondern aus Gründen einer innerlichen, bewußten Bereitschaft. Sodann ist ernst zu betrachten, was als sittlich und bleibend gelten muß gegenüber flüchtigem, schnell vergänglichem Brauch einer umschriebenen Zeitspanne oder eines räumlichen Gebietes im Rahmen der zur Schau getragenen ärztlichen Gepflogenheiten.

Der Arzt, darüber ist man sich heute einig, muß seine Sache verstehen; er muß den Menschen nach Eigenart seines Baues, seiner körperlichen und seelischen Leistungen erfassen können. Mit anderen Worten, es soll ihm die Natur des Menschen schlechthin vertraut sein. Er bedarf möglichst eingehender Kenntnisse aller Umstände des Werdens, Wachsens und Vergehens der lebendigen Masse, die wohlgeformt oder schlecht geraten ihm als Mensch entgegentritt. Die Frage des Lebens, also alle Rätsel um jene Folge von selbstgesteuerten Erscheinungen, die es vermögen, aufgenommene Stoffe in andere Energieform zu verwandeln, und die das Lebewesen befähigen, seinesgleichen zusammen mit einem gegengeschlechtlichen Partner wieder zu erzeugen, — all das soll er bis zur Grenze des Begreifbaren erfaßt haben. Die Vorgänge der Stoffaufnahme, der Stoffspeicherung und -zerlegung, des Stoffaufbaues und der Stoffabgabe, der Wärmebildung, der Bewegung, der Fortpflanzung und der Selbststeuerung, diese eigentlichen Besonderheiten des Lebendigen in der Gemeinsamkeit ihrer Zusammenhänge gilt es zu berücksichtigen. Mit ihnen hat der Arzt fortgesetzt zu rechnen. Dies Rechnen, Abwägen und

Vergleichen wird zur bitteren Notwendigkeit, wenn durch störende Einflüsse Einzelheiten des lebendigen Fortgangs geändert hervortreten, sei es als Entwicklungsfehler oder Funktionsabart, sei es als Krankheit oder Leiden. Da gilt es dann zu bedenken, ob und wie der Natur zu helfen sei, in den Weg einer möglichst reibungslosen Folge der lebendigen Vorgänge zurückzuschwenken, die Störungen zu überwinden, gesetzte Schäden auszugleichen und dem Heilvorgang die Gewähr der Dauer zu verleihen.

Hinter den eben angedeuteten Aufgaben steht das unumgängliche Postulat der wissenschaftlichen Einsichtnahme. Alles Vergleichen und Messen, Wägen und Rechnen ist eine Angelegenheit des Denkens. Darin muß man sich mühsam und geduldig schulen. Man muß sich Schätze des Wissens erwerben, um sie bereit zu haben für ständigen Vergleich. Man braucht ein logisches Urteil gegenüber jedem neuen Ereignis und jedem überraschenden Sinneseindruck. Es ist undenkbar, Arzt sein zu wollen ohne jenes lebendige Wissen, das allein ein Verständnis der verwickelten Organisation unseres leiblichen und seelischen Wesens ermöglicht. Faßt man es in eine andere Formel, dann besagt dies, man könne nicht Arzt sein ohne jene wissenschaftliche Schulung, die das Verständnis anatomischer Gegebenheiten, physiologischer Abläufe, sowie psychologischer Prägungen vermittelt.

Aber auch ausgestattet mit dem bestgebildeten wissenschaftlichen Geist, erfüllt mit allen Kenntnissen der Biologie und ihrer medizinischen Anwendung wird ein Mann erst dann den Namen Arzt verdienen, wenn er es vermag, seinen Helferwillen so in die Tat umzusetzen, daß sein Werk die ganze Persönlichkeit des betreuten Mitmenschen erfaßt und fesselt. Solche Bewährung und Darstellung des Gewollten nennen wir Kunst. Da handelt es sich um die Art, wie der Helfer dasjenige, was er weiß und kann, zu vermitteln, anzuwenden und auf die Umstände des einzelnen Kranken auszurichten versteht, wie er selbst das Vertrauen des Kranken und seiner Umgebung erwirbt und es wach erhält. So kommt die andere Seite des Arzttums an den Tag, jene warme Hingabe an den gequälten Nebenmenschen, dessen Zutrauen auf gutes Wollen des Helfers genau so viel baut wie auf sein Können. Der Azt stellt den kunstreichen und freundlichen Mittler dar, Pfade zur Genesung zu finden und einzuschlagen. Wie er dieses macht, ist für den Kranken nicht so wichtig, als daß er es überhaupt machen will und machen kann. An Herz und Hand des Helfers wendet sich die Hoffnung des Darniederliegenden niemals weniger als an seinen Verstand. Herz und Hand kommen aber in Wesen und Wärme der Persönlichkeit des Helfers zur Geltung, natürlich nicht immer in gleichem Zug und gleicher Prägung, sondern nach Ort und Stunde verschieden, verschieden auch nach Gelegenheit und Art des Anspruchs an die Mittlerschaft des Doktors.

Man kann solchen Dienst am Menschen auch nicht als eine Gewerbstätigkeit auffassen; denn Fall für Fall die Sachlage neu zu überdenken, den Kranken an Leib und Seele zu erfassen und in psychologischer Hingabe seinem besonderen Wesen helfend zu nahen, ihm tröstend und ermunternd zu dienen, all das entkleidet die ärztliche Tätigkeit des stereotypen und automatischen Charakters. Wenn sie auch gegen angemessenes Entgelt erfolgt, so ersehen wir in ihr doch nicht die Ausübung eines Geschäftes, sondern ein künstlerisch gestaltetes Handeln, getragen von einem ungewöhnlichen Maß an Verantwortung.

Damit wäre herausgehoben, was man ganz allgemein über die Besonderheit des Arzttums oder über die Eignung zum ärztlichen Beruf denkt. Mag nun auch verschiedene Begabung oder Beseelung die Ärzte verschieden typisieren lassen, so daß man unterscheiden kann zwischen Männern besonderer Wissenschaftstiefe und solchen hervorragender manueller Geschicklichkeit, zwischen ausgesprochen humanen und mehr industriösen Naturen des ärztlichen Standes, so bleibt doch das Bild des idealen Arztes als wünschenswert bestehen. Faßt man sein Wesen kurz zusammen, dann läßt sich als Gemeinsames betonen: All sein Tun soll hohes Verantwortungsgefühl mit wissenschaftlicher Überzeugung, künstlerischem Wollen und technischem Geschick in warmer Menschlichkeit zusammenwirken lassen.

Das Pflichtenmaß der Ärzte ist von zwei Seiten aus bestimmt. Im Einzelverhältnis zum Kranken, dem er Schmerzen lindert und Wege der Genesung finden hilft, hat man von jeher die wesentliche Aufgabe des Arztes und seiner Mühen gesehen. Aber man muß bedenken, daß der einzelne Mensch an seine Familie gebunden ist. Aus Familien und Sippen erwuchs die Gemeinschaft von Volk und Staat. Schon frühzeitig mußte sich also auch das Wirken ärztlicher Hilfe im einzelnen Fall ausdehnen auf die Wohlfahrt dieser Gemeinschaften. Geschah das anfangs nur mittelbar, so wurde es unmittelbar bedeutend, als man den Arzt aufrief, in Notzeiten der Seuchenabwehr und darüber hinaus der Forterhaltung allgemein-gesunder Verhältnisse zu dienen. Es ist gewiß keine Neuerscheinung der Geschichte, im Arzt den berufenen Mann zu sehen, dem man maßgebenden Einfluß auf das Gedeihen der Gemeinschaft zugestehen müsse. Seinem Stand ist die Sorgnis um das Wohl des Staates in mannigfacher Weise anheimgegeben. Damit ist das andere Feld seines Pflichtenkreises gekennzeichnet, die Berufspflicht gegenüber der Gemeinschaft. Möge doch keiner vergessen, daß dies nicht nur für den öffentlichen Amtsarzt gilt! Wenn die Krankenhäuser und hygienischen Körperschaften zwar dem einzelnen den Vorteil bieten, aus Krankheitstagen zurückzukehren zur eigenen Leistungsfähigkeit oder sich zu schirmen vor Schmutz und Ansteckung, so dienen sie doch dem Ganzen in allen Fällen. Wer es versteht, das einzelne Rädchen im Uhrwerk gangbar zu erhalten, der sorgt für den Lauf des Uhrwerks überhaupt.

Nach den Erfolgen solcher Mühen bemißt sich das anerkennende Urteil der Menge über aufgewendete Arbeit und über Art und Weise solcher Einflußnahme. Bei Hufeland ist zu lesen, daß der Arzt dem Ganzen angehöre und daß jeder ein gewisses Interesse daran habe, den Mann genau kennenzulernen, dem er einmal sein Leben anvertrauen könnte. Jeder maße sich das Recht an, ihn zu beurteilen. Es müsse das angelegentlichste Geschäft des Arztes sein, sich die Stimme des Vokes zu verschaffen, und er dürfe kein Mittel verachten, das dazu führe.[1] Wenn man diese Gedankengänge weiter ausspinnt, ist man fast versucht zu glauben, das sittliche Ansehen der Walter des Ärztestandes sei abhängig vom Erfolg der ärztlichen Leistungen. Aber das wäre doch wohl falsch gesehen. Man muß auch in Rechnung setzen, daß Ärzte allerbesten Rufes vor Mißerfolgen nicht gefeit sind; denn einmal stirbt jeder Kranke, und das bucht die Öffentlichkeit allzugern oberflächlich und vorschnell im Schuldbuch des letztbehandelnden Doktors. Unvergessen ist die Anekdote von Friedrich d. Großen und jenem Doktor, den er gefragt, ob er ein tüchtiger Arzt und ob sein Friedhof schon voll sei.

[1]) Hufeland, Encheiridion medicum oder Anleitung zur medizinischen Praxis, Verlag Jona, Berlin 1838 (Kapitel: Die Verhältnisse des Arztes).

Nicht um eine — auch in sonstigen Abhängigkeitsverhältnissen — doch recht fadenscheinige „Erfolgsethik" kann es sich bei Beurteilung eines guten Arzttums handeln, sondern um eine Ethik, die von vornherein ihren Grund hat in dem großen und reinen Vertrauen zum Wollen des redlichen Arztes, zu seiner charaktervollen Persönlichkeit. Von ihr erwartet man auch das nötige Können, erwartet man all die Gewissenhaftigkeit, die in Tagen der Krankheit und Lebensnot aufgewendet werden müssen. Solchem Sinn war übrigens auch Hufeland ganz ergeben. In dem eben erwähnten Buch legte er die „Hauptmittel" nieder, die dem Arzt zur guten Meinung der Öffentlichkeit verhelfen. Er nennt außer der treuen, gewissenhaften Besorgung der Kranken unerschütterliche Rechtschaffenheit, eine ordentliche Lebensart, Mäßigkeit, ein verständiges, gesetztes Betragen, Bescheidenheit, Klugheit, Besonnenheit in Äußerungen und Urteilen, Vorsicht in der Wahl des Umgangs, Aufmerksamkeit nicht nur auf das Wesentliche, sondern auch auf den Schein. Man darf hinzufügen, daß der Arzt in der Art, sich zu halten und zu geben, als Beispiel innerhalb der Menge wirkt. Seine Untugenden sprechen dabei ebenso an, ja vielleicht noch mehr, als seine Vorzüge dies tun. Und da nach einem Wort von Wilhelm Busch der liebe Gott immer ziehen müsse, während es dem Teufel von selbst zufalle, beruft sich die Menge der Zügellosen leichtsinnig auf die Unmäßigkeit eines Arztes im Lebensgenuß; daran erinnert sie sich viel lieber als der Enthaltsamkeit anderer. Die Äußerlichkeiten des Arztes werden genau beachtet. Wie er sich kleidet, wie er spricht, wie er ißt und trinkt, wie er sein Haus bestellt, wie er seine Ehe führt, wie er seine Kinder erzieht, alles dies wird zum Beispiel genommen und dient zur Richtschnur in mancherlei Verhältnissen. Was da an Tugenden und Vorzügen aufleuchtet, das kann zum großen Teil nicht anerzogen werden. Man muß es als gütige Gabe des eingeborenen Werdens in diese Welt mitgebracht haben.

Wenn also die Meinung abzulehnen ist, das Wesen des ärztlichen Ansehens gründe sich auf seine Erfolge, und daraus sei eine Erfolgsethik für den Stand der Ärzte abzuleiten, so ist auf der anderen Seite auch zu bezweifeln, daß staatsethische Rücksichten den Ausschlag geben könnten für die Ehre dieses Berufes. Freilich zeichnet den Arzt das vertrauensvolle Verhältnis zum Staat aus, der ihn zum kundigen

Helfer bei der allgemeinen Krankheitsabwehr beruft; ihn vielfältig als Gutachter hört, ihm den Umgang mit Seuchenerregern gestattet, den sinnvollen Gebrauch von Giftmitteln nach seinen Rezepten zuläßt, ihn durch das Schweigerecht gegenüber dem Richter vor anderen Ständen emporhebt. Aber wenn der Staat so verfährt, muß er dabei nicht geradezu für jeden Arzt eine Gesinnung voraussetzen, die volles Vertrauen verdient? Auch auf diesem Weg des Betrachtens landen wir schließlich bei der charaktervollen Persönlichkeit. Es ist die Ethik der Gesinnung, die den Beruf heiligt, — alles andere darf man als abhängig davon erachten. Damit ist auch der gelegentlich ausgesprochene Gedanke erledigt, es sei den Ärzten eine besondere Ethik eigen oder es bedürfe für ihr Verhältnis zum Kreis der Hilfesuchenden und deren Umwelt eines nur ihrem Stand angemessenen sittlichen Haltes. Das trifft nicht zu. Ethik begreift in sich all das an Sittenregeln, was sich als gesund und dauerfähig erwiesen hat gegenüber dem menschlichen Hang zu lässiger und selbstbetonter Lebensführung, gegenüber den reibungsvollen Schwierigkeiten des Daseins, aus denen Böses zu erwachsen pflegt. Sie summiert sich aus den Anschauungen, aus der Beurteilung des Guten und ist in Normen und Geboten umschrieben, die ein positives, schöpferisches Leben in der menschlichen Gemeinschaft gewährleisten wollen. Was in diesem Sinn sein soll oder nicht sein darf, ist teils in geschriebenen Gesetzen verkündet, teils gilt es in ungeschriebenem Gesetz als selbstverständliche Angelegenheit eines feinsinnigen Verhaltens bei der Berührung mit anderen Menschen. Es sind „Dinge des Taktes", die hier zur Geltung kommen sollen.

Ohne weitere Aussprache ist es verständlich, daß dieses Taktgefühl gerade bei Ärzten allgemein vorausgesetzt wird, ja vorausgesetzt werden muß. Ihnen vertrauen sich die anderen an, wenn sie in Krankheitsnot gerieten. Sie entblößen sich vor dem Mann ihres Vertrauens körperlich und seelisch. Er betritt nicht nur ihre Wohn- und Schlafstätten, ihm öffnen sich nicht selten die innersten Räume ihres Seins. Er bekommt Kenntnis von ihrem Fühlen, Wollen, Denken und von all dem Gewicht der Welt, das an diesem Fühlen, Wollen und Denken oft genug zerrt und die Seele des Hilfesuchenden belastet. Unter diesen Umständen versteht man es leicht, daß die Welt es nicht anders empfindet als so: „Dem Arzt bringen wir höchstes Vertrauen entgegen. Seinen Händen geben wir unser Leben anheim in Krankheitstagen. Von ihm erwarten wir tiefst verwurzelten Anstand, erwarten wir volle Hingabe an unser Anliegen, erwarten wir größte Treue. Sein Ethos muß aus Berufsgründen besonders gefestigt sein, wir bauen auf dieses Ethos". In der Tat sind im koischen Ärzteeid die Gesichtspunkte klar zum Ausdruck gebracht, die solchem Empfinden zugrunde liegen. Und in diesem Sinn ist der Brauch zu verstehen, von einer „ärztlichen Ethik" zu sprechen. Das klingt dann leicht so, als ob es sich um etwas anderes, um etwas Höheres handle denn um Ethik schlechthin. In der Tat handelt es sich um nichts anderes als um die unbeirrt anständige Haltung eines hilfsbereiten Berufsstandes gegenüber menschlicher Schwäche. Das ist jenes selbstverständlich sittliche Betragen, das von allen Berufsständen insgemein erwartet wird. Das ist jene Wohlanständigkeit, ohne welche ein gedeihliches Kulturleben nicht erblühen kann. Darum ist es nicht notwendig, dem Schüler der Heilkunde breiter zu begründen, daß auch er — obwohl noch nicht Arzt — den Regeln solcher Wohlanständigkeit unterliegt. Ja, diesem Gebot sind alle Menschen verpflichtet, die sich irgendwie als Helfer, Mitarbeiter oder Zeugen ärztlicher Obliegenheit im Kreis des asklepischen Wollens bewegen. Für sie alle gilt das Wort des Paracelsus:

> „Im Herzen wächst der Arzt, aus Gott geht er,
> des natürlichen Lichtes ist er, der Erfahrenheit. —
> Der tiefste Grund der Arzenei ist die Liebe."[1a])

[1a]) Hier handelt es sich um ein zusammengesetztes Wort aus zwei Stellen paracelsischer Herkunft, nämlich um „De caduco matricis," Editio Sudhoff. Abt. I, Band VIII, S. 321 und um „Spitalbuch", 1. Teil 1529, Editio Sudhoff, Abt. I, Band VII, S. 369.

Ärztliche Pflichten und Rechte

Rudolf Ehrenberg benennt als Charakteristikum der Kultur das Schöpfertum. In der Zivilisation ersieht er Funktionstüchtigkeit und Wirkungskraft.[2]) Im guten Arzt wird sich beides vereinen. Er lebt in einem sog. freien Beruf; und dieser Beruf birgt auch im Abhängigkeitsverhältnis von Behörden und Körperschaften noch so viel Freiheit des Entschlusses und der persönlichen Durchführung, daß man diese alte Formel nicht aufzugeben braucht. Alle Freiheit des Formens und Gestaltens am eigenen und am fremden Leben innerhalb einer kulturellen Gemeinschaft ist abhängig von Rücksichten auf die Mitmenschen. Pflichten und Rechte halten sich dabei die Waage. Die Rechte pflegen von dem schnellebigen Geschlecht unserer Zeit meist ohne Nachdenken als selbstverständlich hingenommen zu werden; die Pflichten bedürfen öfter einer nachdrücklichen Nennung, damit ihr Gehalt und ihre Absicht im reibungsvollen Getriebe des Alltags nicht fadenscheinig und durchlöchert werden.

Überragend steht im Mittelpunkt des asklepischen Pflichtenkreises die Sorgfalt all seines Handelns und Behandelns. Diese Sorgfalt setzt aber eine andere Eigenschaft voraus. Man könnte auch sagen: In der Sorgfaltspflicht sei jene andere Notwendigkeit als selbstverständlich eingeschlossen, nämlich die gute, pünktliche Bereitschaft zum Helferdienst.

---

[2]) Rudolf Ehrenberg, Der Lebensablauf. Verlag Lambert Schneider, Heidelberg 1946, S. 43.

I.

Die Bereitschaftspflicht des Arztes greift in ihrem Wesen über die Frist der eigentlichen ärztlichen Berufsgestaltung hinaus; denn, schon was der Schüler in Fragen der Heilkunde erlernt, mehrt sein späteres ärztliches Vermögen, im Ernstfall ohne Zögern Hand anzulegen. So darf und muß man bereits dem Studenten der Medizin das Gewissen schärfen für die Fülle der Obliegenheiten, die seiner später harren. Man wird ihm nicht bedeuten müssen, daß all sein Lernen nicht etwa in erster Linie nötig ist, die Schleusen der Examina ungefährdet zu passieren. Immerhin hat sich gezeigt, daß Prüfungen einen heilsamen Zwang bedeuten, sich zusammenzuraffen. So dienen sie demselben Zweck wie der gemächlicher schreitende Unterricht, nämlich dem Schüler in einer logischen Überschau erworbener Kenntnisse und Fertigkeiten die Basis für das ärztliche Leben zu sichern.

Das mag alles ein wenig eintönig erscheinen, ist aber doch frei von magistraler Pedanterie. Die Zeit des Lernens in akademischen Hallen will mehr als nur die Aufnahme von Theorien und Leitsätzen. Ganz bestimmt bedeutet sie mehr für den Studenten der Medizin. Ihm stehen Kliniken und Krankenhäuser offen, ihm winkt selbst die Mithilfe im täglichen Gang ärztlicher Aufgaben. Da treten andere, ernstere und wohl auch stärker fesselnde Umstände der Bereitschaft an ihn heran. Denn wenn hohe Lebensnot ein bestimmtes Handeln auf raschestem Weg verlangt, muß man bereit sein und darf nicht lange mit Nachdenken, Nachblättern und Nachlesen säumen. Wenn beim Eintritt ins Leben unvorhergesehene Zufälle den neuen Erdenbürger gefährden, heißt es, zielsicher und schnell bei der Hand zu sein, um für Kind und Mutter das Beste zu bewirken. Wenn mit dem rinnenden Blut das Leben entströmen will, muß man sofort die Quelle des Unheils zu meistern suchen. Wenn der Sterbende letzter lindernder Hilfe bedarf, wird man sie ihm in ruhiger Klarheit leisten. Die Schauder des Sterbens dürfen den Arzt nicht lähmen, und kann er im Ringen mit dem Tode das Feld für seinen Patienten nicht behaupten, wird man ihn doch nicht verworren und fassungslos finden dürfen. So gilt die Bereitschaft des Arztes allen Möglichkeiten des Lebens und Sterbens.

Ja, man wird sagen dürfen, die ärztliche Bereitschaft gehe bis zum äußersten Einsatz des eigenen Lebens. Dem berühmten pergamenischen Arzt Galenus hat es die Geschichte recht übel genommen, daß er Rom verließ, als eine verderbliche Pest höchste Not über die Stadt ausgoß. Und dies Mißfallen begegnete auch Ärzten der neuesten Zeit, die in Kriegsnot und -elend ihren Posten verließen, um sich zu retten, ihre Kranken und Verwundeten aber ohne Schutz und Rat dem nachrückenden Feind darboten. Wie anders leuchten die Namen jener getreuen Ärzte und Ärztinnen, die auch mitten im schaurigen Erleben massierter Fliegerangriffe den Weg ihrer Pflicht einschlugen, um unter allen Umständen helfend bereit zu sein, das schwer gefährdete Leben anvertrauter Patienten zu betreuen.

Was immer man von ärztlicher Bereitschaft sagt und liest, all das klingt sehr selbstverständlich. Leider vermag aber das große Maß, manchmal wohl auch das Übermaß der Aufgaben, das jahrein, jahraus den Doktor in Atem hält, hier ungünstig zu wirken. Wer etwa zu einem verunglückten, blutenden Menschen gerufen wird und in solchem Augenblick glaubt, zögern zu dürfen, der ist nicht bereit, wie er sollte. Wir wissen längst, daß die pünktliche Bereitschaftspflicht dem Arzt manche Annehmlichkeiten einschränkt oder sie gar unmöglich macht, Annehmlichkeiten, die anderen Menschen ganz selbstverständlich erblühen. Er muß bereit sein, die Nachtruhe zu opfern, wenn es der Beruf verlangt. Die Zeiten seines Tisches kann er oft nicht einhalten. Über seine Abende vermag er nicht frei zu verfügen. Es wäre lässig, wenn er, dringend gebeten zu einem ernstlich Kranken, die eigenen Bedürfnisse voranstellte und erst nach deren Befriedigung bereit wäre, Hilfe zu leisten. Offensichtlich verstieße es schwer gegen ethisches Empfinden, stellte er sich taub gegen Notrufe, denen drohende Gefahr, etwa nach Unfällen, zugrunde liegt; wählte der dringend verlangte Arzt, statt in solchem Notfall sich sofort des Verunglückten anzunehmen, den Ausweg, über den Boten oder den Fernsprecher Maßnahmen anzuordnen, die über primitive Maßnahmen erster Hilfe hinausgehen, dann liefe er überdies auch noch Gefahr, in die Fußangeln des Kunstfehlers zu geraten.

Anderseits weiß man wohl, daß ungeschulte und ängstliche Gemüter manchmal Umstände üblen Befindens für viel gefährlicher erachten, als sie wirklich sind. Es konnte sogar vorkommen, daß Unerfahrene den Arzt zu einem vermutlich schwer Erkrankten mitten in der Nacht baten, worauf dieser nur tiefe Trunkenheit des Patienten feststellen konnte. Derlei Erfahrungen machen natürlich alle Ärzte vorsichtig in ihrer Bereitschaft. Und Vorsicht ist innerhalb gewisser Grenzen zweifellos berechtigt. Ein stetes Zögern rechtfertigt sich so aber nicht. Nach Art der Meldenden, der Meldung und all ihrer Umstände wird man erkennen lernen, ob die sofortige Hilfe des Doktors notwendig ist oder nicht. Dieses Recht der Unterscheidung darf ihm nicht abgesprochen werden. Auch soll seine Bereitschaftspflicht nicht verkehrt werden in die Zumutung knechtischer Abhängigkeit. Solche Fälle haben sich ereignet, wenn etwa eigenmächtige Egoisten eines Versicherungsverhältnisses meinten, weil sie einer Krankenkasse angehörten, müsse der Arzt Tag und Nacht sich allstündlich bereit halten, ihrem Ruf zu folgen, gleichgültig, was den Ruf veranlaßt. Das wäre eine Oboedienz, die sich nicht mit dem Persönlichkeitsgefühl des ernsten Mannes vertrüge, dessen ärztliche Bereitschaft ja allgemeiner sein muß und nicht in Abhängigkeit von Laune, Eigensinn und Unerzogenheit einzelner abgestumpft werden soll. Letzten Endes werden Erfahrenheit und Takt die Grenzen des Bereitseins für die sofortige Hingabe des Arztes bestimmen.

Wissenswert erscheinen noch folgende Gesichtspunkte, die im geschriebenen Gesetz verankert sind und sich nach dem Brauch der Gesetzesanwendung darlegen lassen: Hat ein Arzt die Behandlung eines Kranken übernommen, ohne etwa die Einmaligkeit seiner Hilfe ausdrücklich zu betonen, dann schließt das stillschweigend seine Bereitschaft für weitere ärztliche Betreuung im Zug dieser Episode ein, es sei denn, daß ein anderes älteres Vertragsverhältnis eine ganz andere Regelung für diesen Patienten fordert. Man sollte sich aber auch darüber klar sein, daß — von Notfällen abgesehen — der öffentlich niedergelassene Arzt sich nicht bereit erklären muß, jedermann zu behandeln, der seinen Dienst wünscht. Der Doktor kann selbst einmal krank und leistungsunfähig sein; das hebt natürlich seine Bereitschaft auf. Oder er hat persönliche Gründe, nicht in das vom bürgerlichen Gesetz vorgesehene stille Vertragsverhältnis des Behandelnden gegenüber einem eigenwilligen Kranken einzutreten; dann lehnt er für diesen Fall ausdrücklich seine Bereitschaft zur Dienstleistung ab. Selbst eine unzweideutige Aufkündigung der Bereitschaft zu weiterem Dienst ist innerhalb des privaten Vertragsverhältnisses möglich, das bereits zwischen einem Kranken und seinem Arzt bestand; jeder Vertragspartner kann so handeln, und es wäre gut, wenn dies mit ruhiger, sauberer Offenheit geschähe, sobald sich die beiden Teile nicht mehr verstehen und vertrauen können. Jedenfalls billigt es das sittliche Empfinden, daß ein Arzt zurücktritt, wenn er bemerkt, daß der Kranke ihm sein Vertrauen entzogen hat. Gleichwohl sei der Doktor in diesem Punkt nicht zu empfindlich, da leidende Menschen, und noch mehr ihre Umgebung, sehr oft recht unbillige Reden führen. Da gilt es denn bereit zu sein, Torheiten mit in Kauf zu nehmen und gleichwohl in der Betreuung fortzufahren, um dasjenige zu leisten, was dem Kranken zum Besten dient.

II.

Die erhöhte Sorgfaltspflicht innerhalb der ärztlichen Aufgaben erst noch näher zu begründen, könnte fast unnötig erscheinen. Sie ist selbstverständlich und hat von jeher klar vor aller Augen gestanden. So klar scheint sie gegeben, daß auf der anderen Seite jeder Verstoß dagegen, jeder Mißgriff in der Durchführung ärztlicher Maßnahmen, jeder Fehler im ärztlichen Verhalten gegenüber dem Kranken und seinen Interessen als Kunstfehler angesprochen worden ist. Wie weit dabei eine Schuld des Arztes zu juristischen Auseinandersetzungen führt oder führen kann, das ist ganz allgemein in kurzen Worten nicht zu sagen. Eberhard Schmidt hat einschlägige Möglichkeiten sehr klar auseinandergesetzt; er bedenkt sehr wohl, daß auch der geschickteste Arzt nicht mit der Sicherheit einer Maschine arbeitet, daß dem fähigsten und sorgfältigsten Meister chirurgischer Kunst ein Griff, ein Schnitt, ein Stich mißlingt. Mit solchen Fehlern, so sagt Schmidt, müsse die soziale Gemeinschaft ebenso wie der einzelne Patient rechnen. Und es sei Sache der juristischen Kunst, den verantwortungsbewußten, gewissenhaften Arzt vor ungerechter Haftung zu schützen.[3])

Zur Zeit des Hippokrates leistete der Jungarzt den Schwur, er wolle sein Handeln zum Heil des Kranken einrichten, so gut er es könne und wisse. Und wenige Jahrhunderte, nachdem dieser Eid niedergeschrieben wurde, fanden in einem apokryphen Buch des Alten Testamentes zwei Sätze Ausdruck, die, eng benachbart, eine innere Beziehung zueinander haben: „Hilf Dir zuvor selber, ehe Du andere arzneiest“, sagt Jesus Sirach und meint fast im gleichen Zug: „Ein weiser Mann ist in diesem allem sorgfältig.“[4])

Indessen ist es nicht nebensächlich, das Wesen der ärztlichen Sorgfalt zu umreißen; sind doch die Meinungen über Notwendigkeiten und Ausmaß des ärztlichen Beginnens zu allen Zeiten verschieden gewesen. Und dann ist von einiger Bedeutung, daß

[3]) Schmidt, Eberhard: Der ärztliche Kunstfehler. Dtsch. Med. Woch. 72; Nr. 12—15; S. 145 u. S. 200.

[4]) Jesus Sirach, Kap. 18, Vers 20 und 27.

mit der wachsenden Einsicht in Vorgänge des Lebens, des eigenen wie desjenigen der Umwelt, und mit der Gefährdung dieses Lebens sich die Untersuchungsmethoden wandelten. So konnte es kommen, daß einer späteren Zeit Maßnahmen als verkehrt gelten mußten, die man früher wohl als sorgfältig rühmte. Beispielsweise hat man einst dem französischen Chirurgen Nélaton (1807—1873) es als Lob angerechnet, daß er schwere Operationen jeweils erst an der Leiche probte, um sie dann — mit denselben Messern, Scheren, Klemmen und Nadeln — am Lebenden vorzunehmen. Wohl wusch er zwischen beiden Eingriffen die Instrumente und reinigte sie nach Maß der Einsicht damaliger Zeit. Aber die so Operierten verfielen doch unweigerlich der Wundeiterung. Heute sind uns die Zusammenhänge solchen Mißerfolges klar. Der Jurist kennt die sog. „Erfolgabwandlungspflicht“ des Arztes, d. h. die Pflicht, alles Notwendige zu tun, Schädigungen des Patienten im Gang der Krankenbehandlung zu vermeiden. Mit Recht würde man heute den Chirurgen verurteilen, der so kurzhändig wie Nélaton verfahren wollte, weil das Instrumentarium vor dem Eingriff am Lebenden kunstgerecht sterilisiert werden muß. Der Jurist betont die besondere „Vorsichtspflicht“ des Arztes. Er müsse alle positiven, d. h. tatsächlich engriffenen Maßnahmen lege artis durchführen, müsse sich also durch Wissenschaftsgrundsätze und ärztliche Erfahrungen vor Fehlern warnen und zur nötigen Vorsicht bestimmen lassen, schreibt Eberhard Schmidt.

Wir können auch durchaus nicht denen das Wort reden, die im Wahn ihrer gefühlsmäßigen Begabung ohne Vornahme einer minutiösen Krankheitsfeststellung sozusagen blindlings behandeln wollen, ebenso wie wir alles Kurieren ohne Kenntnis des Kranken aus persönlicher Untersuchung — etwa als briefliche oder telefonische „Fern-Behandlung“ — unbedingt ablehnen. Nur denen dürfen wir uns anschließen, die in der Regel des jung verstorbenen Ragusaners Giorgio Baglivi (1668—1707) die Wahrheit erkannt haben: „Qui bene diagnoscit effectusque, victus, motum animi et medicamentorum bene cognovit, auxiliante natura, bene medebitur“ [5]). Der Arzt muß also seinem Patienten

[5]) „Wer die gute Diagnose stellt und die gegenseitigen Wirkungen der Lebensweise, der Gemütsbewegungen wie der Heilmittel wissend erfaßt, der wird, unter Mithilfe der Natur, heilsam behandeln.“

nach Lebensart und seelischer Verfassung nahekommen, er muß die krankhafte Störung feststellen und muß alle Wirksamkeit des gewählten Heilverfahrens durchschauen. In dieser Forderung steckt außerordentlich viel.

Es liegt auf der Hand, welchen Vorteil die genau erhobene Vorgeschichte bietet, dem Wesen der gestörten Gesundheit näher zu rücken. Jeder kundige Mediziner weiß aber auch, welch kritische Sorgfalt es erfordert, eine Anamnese so aufzunehmen, daß sie frei bleibt von gewollter Fabelei und von ungewollten Irrwegen. Hält man sich getreu an die verschiedenen Möglichkeiten der Untersuchung, die den leiblichen, geistigen und seelischen Zustand des Kranken in sachlich prüfbaren Einzelheiten unserer Wahrnehmung vermittelt und durch genaue Aufzeichnung festlegt, dann erweist es sich klar, daß nur stetigste Sorgfalt Aussicht haben kann, Fehlurteile zu meiden. Erfahrene Lehrer haben sich nicht genug tun können, uns die eingehende Krankenuntersuchung wieder und wieder ans Herz zu legen. Vom Scheitel bis zur Sohle müsse man den krankhaften Veränderungen nachspüren, alle chemischen, physikalischen und morphologischen Arbeitsweisen seien heranzuziehen, die den Kenner in den Stand setzen, Zweifel über die Natur eines Krankheitszustandes zu zerstreuen. Das ist auch die Meinung der obersten Rechtsbehörden. Sie haben es klar ausgesprochen, der Kranke dürfe von seinem Arzt, insbesondere vom Facharzt, erwarten, daß er mit den anerkannten Mitteln der wissenschaftlichen Diagnostik seiner Zeit untersucht werde und daß ihm eine zeitgemäße Behandlung zustehe. Die Unterlassung solch ärztlicher Möglichkeiten, obgleich die gegebenen örtlichen und persönlichen Umstände Erfolgsaussichten gewährten, entspräche einer Fahrlässigkeit. Auch wäre es natürlich ganz und gar unstatthaft, sich den neueren Erfahrungen und Fortschritten der Medizin „aus Bequemlichkeit, Eigensinn oder Hochmut" zu verschließen [6]). Es entspricht also nicht der erwünschten Sorgfalt, im Sinn eines laudator temporis acti zu betonen, früher habe man doch mit einfachen Mitteln auch viel erreicht. Wer dazu neigt, verfehlt bestimmt das lockendere Ziel, das der Neuzeit mit ihren besseren Methoden winkt. Natürlich läßt sich bei Anwendung jener hohen Sorgfalt ausrechnen, daß der Arzt keiner allzugroßen Zahl von Kranken an einem Tag gerecht werden kann.

[6]) Erwähnt nach Eberh. Schmidt.

Mein Lehrer, Friedrich Müller, nannte in diesem Sinn einmal gesprächsweise die Zahl von 25 Kranken für die freie ärztliche Praxis. Eine Sprechstunde von zwei Stunden lasse es bestimmt nicht zu, 40 und mehr Patienten angemessen zu untersuchen und zu beraten; alle raschen Massenerledigungen ärztlicher Aufgaben taugten nicht viel, auch Routiniers schössen grobe Böcke dabei.

Von der guten Diagnose hängt der Heilplan und die Voraussage des ferneren Verlaufes ab. Wirklich gute Ärzte kurieren nicht indikationslos; sie behandeln überlegt und lassen sich vom diagnostisch Gesicherten bei Anzeige und Auswahl des Heilverfahrens leiten. Das alles hängt im logischen Nacheinander an der Diagnose, das alles strömt dem Kenner nicht plötzlich zu, er erfaßt das nicht rein intuitiv, sondern erwirbt es in einer vielleicht meisterlich raschen, aber doch durchdachten, sorgfältigen Arbeit.

Verlangt bei all diesem Unternehmen die innere Stimme gewissenhaftes Handeln vom Arzt, so steht er nach außenhin im Blickpunkt der Öffentlichkeit. Wie oben schon angedeutet worden ist, fordern öffentliche Gesetze und Rechtsbrauch der obersten Instanzen ebenfalls ganz unumwunden die wache Sorgfalt des Arztes. Es ist natürlich kein Zufall, daß immerzu der Teil ärztlicher Arbeit das öffentliche Interesse am meisten fand, der sich in kurativer Absicht dem Kranken zuwendet. Alle Maßnahmen und Mittel, die da zur Geltung kommen, unterliegen der Kritik des Kranken und seines Anhangs. Man vergesse dabei nicht, daß „Gabe" und „Gift" zwei eng verwandte Worte sind, die sich von der Tätigkeit des Gebens der Remedia herleiten. An dem Wort „Gift" klebt sozusagen ein Vorwurf; mindestens drückt es eine gefährliche Sache aus. Im süddeutschen Raum, insbesondere im Altbayerischen kann man gelegentlich die Wendung hören, der Doktor habe dem Kranken „vergeben", d. h. er habe ihn nicht gerade vergiftet, aber er habe sich in der Wahl des Mittels vergriffen; vielleicht entstand diese Meinung nur deshalb, weil der subjektiv erhoffte Erfolg auf die Anwendung des Mittels hin nicht eintrat. Im Verhältnis des Kranken zum Arzt geht sehr allgemein der Argwohn gegen die Natur des Mittels oder der Methode gar rasch auf den Geber des Mittels, auf die richtige Anwendung der Methodik, auf den eingreifenden Operateur über.

Wo Vertrauen nicht klar sieht, macht es gar leicht dem Mißtrauen Platz; denn die Menschen sind kleingläubig und wissen um die Schwächen ihrer Art. So sind die Fälle nicht selten, in denen ärztliche Maßnahmen nicht nur beargwöhnt, sondern zum Gegenstand rechtlicher Klärung werden. Wer einschlägige Bücher liest [7]), der wird vielleicht überrascht sein von Zahl und Art der Beispiele, die von Mißgeschick und widerlichem Ungemach im Verlauf ärztlicher Verrichtung erzählen, von Umständen, aus denen leicht der Vorwurf bewußter oder unbewußter Fahrlässigkeit erwächst, wenn auch nur der Anschein besteht, es sei aus irgendeinem Grund die notwendige ärztliche Sorgfalt nicht beachtet worden. Es ist hier nicht der Platz, alle diese Möglichkeiten zu betrachten. Man mag aber bedenken, daß angefangen vom Kunstfehler der helfenden Hände bis zur Tücke der Behandlungsmittel und auch zur Tücke des Behandelten eine kaum zu begrenzende Spielbreite von Unzulänglichkeiten besteht, die zu Vorsicht und gesteigerter Sorgfalt mahnt. Was kann alles passieren, nur weil Instrumente, Geräte und Nahtmaterial bei bestem Willen nicht immer frei von Materialfehlern sein können! Einiges aus dem Heer all der verhängnisvollen Möglichkeiten sei ganz kurz beleuchtet:

Wer es vergäße, die Behälter von Arzneimitteln oder von Reagentien und Untersuchungsstoffen unmißverständlich durch leicht lesbare Aufschriften zu kennzeichnen, verstieße gegen die Sorgfaltspflicht. Wer Gifte oder Kulturen von Krankheitserregern ohne gehörige Verwahrung, also achtlos liegen und stehen ließe, brächte andere in Gefahr, die von solchen Dingen nichts verstehen und sie falsch verwenden könnten. Derlei Fehler haben den Verlust von Menschenleben nach sich gezogen. Wer unter Geringschätzung der latenten Energie gewisser chemischer Stoffe oder physikalischer Einrichtungen achtlos hantierte, könnte Schäden, ja lebensgefährliche Folgen hervorrufen. Explosionswirkung, aktinische Verbrennungen, innere Organverödungen sind so zustande gekommen, eine gewaltige Mahnung zu Vorsicht und Sorgfalt all denen, die mit solchen

---

7) Ebermayer, „Der Arzt im Recht". Verlag Georg Thieme, Leipzig 1. Liertz und Paffrath, „Handbuch des Arztrechtes", Verlag L. Schwann, Düsseldorf. Schmidt, Eberhard, „Der Arzt im Strafrecht", Leipz. rechtswissensch. Studien, 116, 136 u. ff., 1939.

Mitteln arbeiten, untersuchen, behandeln. Was hier in der behutsamen Hand segensreich wirken kann, wächst sich dort bei unbedachter, zügelloser Anwendung zum Verderben aus.

Ganz besonders ist bei Operationen und Eingriffen mit unerwünschten Zufällen zu rechnen. Auch dem geschickten Arzt sind schon im Körper des Kranken Instrumente zerbrochen. Der in der Harnblase abgerissene Gummi-Katheter spielt hier eine gewisse Rolle. Es ist auch vorgekommen, daß sich bei großen Bauchoperationen Tupferchen, Gazestreifen und Klemmen zwischen den Darmschlingen verloren. Und eine Durchstoßung der Gebärmutter mit dem schlingenförmigen Schabe-Eisen mußte schon manchmal als unwillkommenes Ereignis in Kauf genommen werden. Das Bewußtsein all dieser Unvollkommenheiten zwingt zu fortgesetzter Überprüfung — hier der Geräte und Materialien, dort der Dienste von Helfern und Pflegekräften, vor allem aber auch zur Selbstkontrolle bei allen komplizierten therapeutischen Maßnahmen. Gewiß ist es recht schwer, die Kontrollpflicht des Arztes abzugrenzen; recht schwer liegt sie zutage im Betrieb der Krankenhäuser und Röntgen-Stationen, der Sanatorien und Ambulatorien; schwerer ist sie zu ermöglichen im Kreis der Familienpflege, deren Art der Arzt nicht so weitgehend, nicht ständig wahrnehmen kann, es sei denn, daß er bei häufigen Krankenbesuchen Pflege und Pfleger ganz bewußt ins Auge faßt. Auch darüber hat sich E. Schmidt klar ausgesprochen.[8])

Über unerwünschte Zwischenfälle bei Operationen, wie sie oben geschildert wurden, darf der Arzt nicht schweigend hinweggehen. Ruhig und aufrichtig ist der Patient von der neuen Situation zu unterrichten, und mit größter Sorgfalt und Umsicht muß der eingetretenen Nebenwirkung im Rahmen der weiteren Behandlung, unter Umständen mit einem zusätzlichen planvollen operativen Eingriff, entgegengetreten werden. Man hat alles aufzuwenden, daß aus solchem Mißgeschick nicht noch größeres Unheil für den Kranken erwächst, selbst wenn dies nur unter Zuziehung anderer operativer Helfer möglich erscheint. Verliert ein Arzt mitten in der therapeutischen Handlung unerwartet den Kranken, tritt, wie man sagt, der Tod an den Patienten in tabula heran, dann wird er gut tun, das Vorkommnis dem Kreisarzt

[8]) Schmidt, Eberhard: „Der ärztliche Kunstfehler." Dtsch. Med. Woch. 72; Nr. 14 u. 15; S. 200.

oder dem Staatsanwalt umgehend zu melden, um den Schutz des Rechtes in Anspruch zu nehmen. Wer den Mut zu alledem nicht aufbrächte, sondern sich feige in schweigendes Abwarten hüllte, der würde — ganz abgesehen von der auf ihm lastenden zivilrechtlichen Haftpflicht — straffällig. Dagegen bringt das öffentliche Recht volles Verständnis der Situation des Arztes entgegen, der ohne Verneinung des Mißgeschickes alle Sorgfalt aufwandte, die Nebenschädigung wett zu machen, dem Leben des Patienten so gut wie nur möglich zu dienen und das Unzulängliche nicht zu verschleiern.

Hier ist es angebracht, auf die Notwendigkeit der Krankengeschichte hinzuweisen, also einer Aufzeichnung, sei es in Form kurz gefaßter Notizen, sei es in einer ausführlichen Darlegung. Mir sagte einmal ein skrupelloser Doktor, den ich beim Sektionstisch um die Krankengeschichte eines Verstorbenen bat: „Ja, glauben Sie denn, ich wollte die Unzulänglichkeit meiner Diagnose auch noch zu Papier bringen!" Dieser zynische Ausruf wirft ein helles Licht auf die Tatsache, daß der Inhalt des Krankenblattes mehr ist als nur eine Stütze für das Gedächtnis. Darin spiegeln sich Bereitschaft und Sorgfalt des verantwortlichen Arztes, dem die beschriebene Wahrnehmung und die Notiz seines Behandlungsganges ebensosehr als Wissenschaftsunterlage dient, wie sie als Rechtsurkunde wichtig erscheint. Man muß schon einige Mühe auf dieses Schriftwerk verwenden, und es empfiehlt sich, es so abzufassen, daß auch andere es lesen können. Man mache also nicht durch eine Fülle von Abbreviaturen und siegelartigen Zeichen das Geschriebene für andere Menschen unserer eigenen und einer späteren Zeit unverständlich; und man vergesse nicht, daß im ungünstig auslaufenden Fall eine wissenschaftliche Krankengeschichte erst durch Anheftung des inneren Leichenbefundes vollständig wird.

Daß man sich einer leserlichen Schrift bediene, erfordert an und für sich schon die Höflichkeit gegenüber den Mitmenschen. Im ärztlichen Berufsverhältnis müßte dieses besonders gelten. Leider sind aber gerade die Doktoren der Medizin wegen ihrer schlechten Handschrift berüchtigt. Diese Erfahrung bedarf des Entschlusses zur gründlichen Abkehr. Lassen wir uns vom einstigen Reichsanwalt Ebermayer belehren, wie sehr auch hier betonte Sorgfalt am Platze ist. Er hat Entsprechendes 1930 in seinem Buch „Der Arzt im Recht" niedergelegt (S. 126): „Ärztliche Rezepte zeichnen sich häufig durch Unleserlichkeit der Schrift aus. Manches Unheil ist dadurch schon für Ärzte, Apotheker und Kranke entstanden. Demgegenüber ist es von Interesse zu erfahren, daß in Norwegen vor kurzem ein Gesetz erlassen wurde, auf Grund dessen alle Ärzte, die ihre Rezepte nicht in allgemein verständlicher Form mit deutlicher Handschrift schreiben und mit ihrem lesbar unterschriebenen Namen unterzeichnen, mit Gefängnis bis zu drei Monaten bestraft werden können. Daß der Arzt aus solchen unleserlich geschriebenen Rezepten, wenn sie zu schädigenden Folgen führen, auch ohne solche gesetzliche Bestimmung haftbar gemacht werden kann, versteht sich von selbst. Das Eigenartige des norwegischen Gesetzes ist nur, daß es vorbeugend schon das Ausstellen solcher unleserlichen Rezepte ohne Rücksicht auf etwa eintretende nachteilige Folgen unter Strafe stellt."

Erfordert die Rezeptur sorgsame Überlegung und Schrift, so vergesse man nicht, daß auch die Anweisung an den Kranken oder an seine Pfleger über die Gabe von Medikamenten, über die Diät und sonstiges Verhalten gar nicht klar und durchsichtig genug gegeben werden kann. Daß solche Belehrung mit Nachdruck erfolgen muß, daß sie zu wiederholten Malen geschehen und in ihrer Befolgung immerfort überprüft werden soll, wissen alle, die Gelegenheit fanden, am Krankenbett zu wirken. Es ist die große Kunst des Menschenumgangs mit den Kranken und ihrer oft viel schwierigeren gesunden Umgebung, hier nicht allzu magistral und doch überzeugend, ja mitreißend zu wirken.

Über die gewissenhafte Dosierung der Heilmittel zu handeln, hieße Eulen nach Athen tragen wollen, so selbstverständlich ist diese Aufgabe. Immerhin tun wir gut, in uns die Zeilen aus Goethe's „Fetwa" wach zu erhalten:

„Willst Du sicher gehen, mußt Du wissen,
Schlangengift und Theriak zu sondern."

Falsch wäre es auf alle Fälle und entspräche keineswegs der wünschenswerten Sorgfalt, wenn Heilmittel von erheblich angreifender Wirksamkeit, insbesondere Giftmittel, wie vor allem die schmerzbetäubenden Alkaloide, Laien in Mengen übergeben würden, welche zu unsachlichem Gebrauch führen könnten. Wenn es unter Betonung seiner persönlichsten Verantwortlichkeit dem Arzt auch erlaubt ist, in besonderem Fall mit der Gabe seines Mittels selbst über die maximale Dosis hinauszugreifen, so muß er doch unter allen Umständen dafür Sorge tragen, daß Unberufene mit differenten Stoffen nicht Schaden stiften können. Zu den Unberufenen zählt auch das Heilpersonal, zählen Krankenschwestern, Pfleger, Hebammen, Studenten, kurz alle Personen, die nicht selbst als Ärzte bestallt sind. Aber auch mit diesen sei man vorsichtig, wenn sie die geringste Neigung zu Süchtigkeit erkennen lassen. Das Unglück des Morphinismus und des Kokainismus ist allzu groß, als daß es nicht ganz scharfe Bewahrung haltloser Menschen vor den verhängnisvollen Rauschgiften rechtfertigte.

Betrachtet man schließlich all diese Dinge noch einmal nüchtern im juristischen Licht, dann läßt sich wohl erkennen, daß die peinliche Sorgfalt des Arztes in all seinen Obliegenheiten auch einen Schutz für ihn selbst darstellt. Sie bewahrt ihn vielleicht vor Bezichtigungen nicht so sehr als vor Schuld und all ihrem Gewicht. Seine Gewissenhaftigkeit gibt ihm die innere Ruhe und die stete Richtung für den weiteren Berufsweg, der viel dornenreicher ist, als der oberflächliche Betrachter ahnt.

III.

Der Arzt hat dem Leben zu dienen. Wenn er dies mit aller Sorgfalt tun will, wird er sich fernhalten müssen von Eingriffen und Maßnahmen, die geeignet erscheinen, es zu vernichten. Darüber findet sich ein grundlegender Satz bereits im altgriechischen Ärzteeid. Der Arzt ist berufen, das Leben zu schirmen, es zu bewahren. Im Sinn solch entschiedener Stellungnahme möchten wir von einer Bewahrungspflicht des Arztes sprechen, die zusammen mit fortgesetzt geübter Sorgfalt geradezu das Rückgrat der ärztlichen Persönlichkeit bildet.

Demgegenüber erhebt sich der nicht so seltene Wunsch nach der sogenannten „Euthanasie".[*]) Er wird an jeden Arzt gelegentlich herangetragen, wenn ein schwer erkrankter Mensch den Eindruck der Hoffnungslosigkeit erweckt und unter sichtbarer Qual zu leiden hat. Dann naht sich wohl der eine oder andere seiner Umgebung flüsternd dem Doktor, ob er nicht in herzlichem Mitgefühl Lebensnot und Schmerzen des armen Patienten abkürzen und ihm durch Gabe eines einschläfernden Mittels das Tor aus dieser Erdenwelt öffnen wolle. Mit anderen Worten wäre das also die Zumutung eines bewußten Mordes. Mitunter äußert der Kranke selbst solche Gedanken einer willkürlichen Erlösung von allem Elend und aller Qual. Ja, es wird dem Arzt vom Kranken geradezu nahegelegt, ihn zu töten. Meist wird aber auch da das Wort nicht so nackt und brutal ausgesprochen. Man hört vom „Nachhelfen", vielleicht sogar von einem „Unterstützen des natürlichen Ablaufs" reden. Aber auf ein willkürliches Ausblasen der Lebensflamme des Kranken läuft es doch hinaus. Macht nun auch der Jurist einen Unterschied zwischen „Mord" und „Tötung auf Verlangen", so besteht doch im Endeffekt gar kein Zweifel. Es ist unmöglich, solches Ansinnen zu erfüllen; denn man kann es nicht mit den Pflichten des ethisch begründeten Arzttums vereinen.

Demgegenüber bestehen ungemindert das Recht und die Pflicht des Arztes, dem gequälten Kranken bis in die letzte Lebens-

[*]) Griechisch: „Eu" = gut; „thanasis" — Sterben; „Euthanasie" bedeutet also das leichte schmerzlose Sterben. Man hat statt dessen auch den mehrdeutigen Ausdruck „Sterbehilfe" verwendet.

stunde lindernd zur Seite zu stehen. So gut wie er es irgend vermag, kann und soll er die körperlichen Qualen des Leidenden mildern, betäuben. Aber während er dieses tut, muß er sich frei wissen von der Absicht, über die gefahrlose Wirkungsbreite des Linderungsmittels hinauszugreifen und das Leben selbst zu verkürzen.

Von einer Betrachtung solcher Art, deren Ergebnis auch dem deutschen Rechtsgebrauch entspricht, ist es nicht weit bis zur Frage der willkürlichen Vernichtung „lebensunwerten Lebens“; unter solchem Leben versteht man das Dasein „asozialer“, die Gemeinschaft belastender, in keiner Weise nützlicher, unheilbarer Geisteskranker. Es ist und war in keiner Form gesetzlicher Bestimmung zulässig, diesen armen Stiefkindern der Natur das Leben zu nehmen. Wenn ein Arzt dazu die Hand bietet, bemakelt er sich mit einer ungesetzlichen Handlung schweren Gewichtes. Gewiß haben Kreise der Heilkunde wie der Rechtswissenschaft, Theoretiker und Praktiker darüber nachgedacht und haben in lebhafter Aussprache ihre Ansichten dargelegt, ob der Staat nicht gut daran täte, über das Leben unheilbarer Schwer-Geisteskranker zu verfügen. Es ist anzuerkennen, daß sich mancherlei dafür, und es ist zuzugeben, daß sich auch Gewichtiges dagegen sagen läßt. In jedem Fall könnte indessen eine Entscheidung nach der positiven Seite nur durch entsprechende Gesetzesvorschrift erfolgen. Ein derartiges Gesetz ist in deutschen Landen nie erlassen worden. Die Schwierigkeiten der medizinischen Abgrenzung und der Sicherheit für die praktische Konsequenz mitsprechender legislativer Bestimmungen ließen es ratsam erscheinen, von einer einschlägigen neuen Regelung abzusehen. Der Arzt kann im übrigen nur den Standpunkt des Juristen Ebermayer[10]) teilen: „Haben solch lebensunwerte Menschen auch nur noch einen Funken von Lebenswillen, so widerspricht es dem Empfinden, diesen Lebenswillen zu brechen. Das gleiche ist aber auch der Fall, wenn sie überhaupt keinen Willen mehr haben; es fehlt hier immer das, was die Sterbehilfe rechtfertigen könnte, das eigene Verlangen des zu Tötenden.“ Und schließlich müßte man es wohl als unvereinbar mit dem Wesen der ärztlichen Hingabe betrachten, wenn man dazu ausersehen würde, gewissermaßen Henkerdienste zu leisten, sollte die Auslöschung solch armseligen Lebens

[10]) Man lese bei Ebermayer, „Der Arzt im Recht“, S. 188 ff., die Überlegungen nach, die zu diesem Gegenstand gepflogen worden sind.

gesetzlich vorgesehen und im Einzelfall durch Rechtsspruch als wünschenswert bezeichnet werden. Die persönliche Stellungnahme des einzelnen Arztes ließe sich damit allgemein schwerlich in Einklang bringen; viele ernste und nachdenkliche Männer der asklepischen Gilde würden unumwunden das Ansinnen von sich weisen, an solchem Verfahren beteiligt zu werden, ganz abgesehen davon, daß die Frage der ärztlichen Bewahrungspflicht von religiösen Bindungen in hervorragendem Maße abhängig ist, — ein Umstand, der nicht weniger für die Stellungnahme zu den folgenden Punkten bedeutungsvoll erscheint.

Die Bewahrungspflicht erstreckt sich bekanntlich auch auf das keimende Leben. Es gibt wohl keinen vielbeschäftigten praktischen Arzt, dem nicht schon die Bitte unterbreitet wurde, einer unter unguten Verhältnissen in Hoffnung gekommenen Frau die Leibesfrucht abzutreiben. Auch hier gibt es nur die eine Antwort des „Non licet“, worüber das Strafgesetz mit Bedrohung schon allein der Absicht wacht. Nur bei strenger medizinischer Anzeige, d. h. wenn die Austragung des Kindes „die ernste Gefahr des Todes oder einer nach Grad und Dauer sehr erheblichen Gesundheitsstörung [11]) der Mutter“ mit sich bringt, bleibt die nach Regeln der ärztlichen Kunst vorgenommene Unterbrechung der Schwangerschaft anklagefrei und straflos. Und selbst für den Fall dieser vitalen Indikation hat sich ein von den ärztlichen Körperschaften ausgebildetes, sodann auf dem Verordnungsweg vom deutschen Staat übernommenes Verfahren als zweckmäßig erwiesen, nämlich den Eingriff abhängig zu machen vom übereinstimmenden Gutachten des behandelnden Arztes, eines Facharztes für Frauenheilkunde und eines erfahrenen, womöglich amtlichen Konsiliarius, beziehungsweise einer amtlich sanktionierten Gutachterstelle. Diese Ärzte bringen ihre Meinung schriftlich zum Ausdruck und hinterlegen sie für alle Fälle einer vielleicht nachfolgenden richterlichen Einflußnahme beim Amtsarzt oder bei der Ärztekammer. Gegenüber der vitalen Anzeige spielen die eugenische und die soziale Indikation für eine Unterbrechung der Schwangerschaft nach geltendem Recht keine Rolle. Es kommt also dem Arzt nicht zu, dem Wunsch nach einer Kindesabtreibung aus Rücksicht auf die gesellschaftliche oder die wirtschaftliche Lage der Mutter, auf ihre beruflichen

[11]) Nach Thesen von Prof. Eberhard Schmidt „Über § 218“, vorgetragen in Göttingen am 30. Juni 1946. (Dtsch. Med. Woch. 71; S. 206; 1946.)

Aufgaben, auf ihren Ruf oder gar in Rücksicht auf mangelnde Lust am Kinde näher zu treten. Diese Voraussetzungen sind ärztlich nicht überlegbar; solcherart begründete Eingriffe werden von der ganzen Strenge des Strafgesetzes bedroht. Selbst für den Fall, daß eine Schwangerschaft auf erwiesener Notzucht beruhte, wäre ihre Unterbrechung nicht erlaubt, es sei denn, daß unter dem Gesichtspunkt eines erheblichen seelischen Traumas eine medizinische Indikation gestellt werden könnte (Eberhard Schmidt). Überdies ist noch zu betonen, daß bei gegebener ärztlicher Anzeige eine Schwangerschaftsunterbrechung nie im Privathause, sondern nur in einer Klinik oder in einer Krankenanstalt fachmännisch durchgeführt werden soll, um all den Komplikationen sorgfältig und ohne Zeitversäumnis begegnen zu können, die dabei möglich sind.

Die Opferung des kindlichen Lebens im Lauf einer regelwidrigen, schwerstbehinderten Geburt, die nur nach perforierender oder zerstückelnder Gewalt gegenüber dem Kindeskörper durch den kunstgerecht vorgehenden Arzt beendet werden kann, gehörte früher zu den verpönten Operationen. Das Gesetz sprach sie als unerlaubt an. Unbeschadet der medizinischen Autorität galt auch dies als eine straffällige Tötung. Heute trifft solche Auffassung nicht mehr zu. Handelt allerdings der Arzt dabei gegen den Willen der Mutter, so könnte es immerhin noch sein, daß er sich wegen eigenmächtiger Heilbehandlung verantworten müßte.

Der rechtliche Begriff der „eigenmächtigen Heilbehandlung" stößt gelegentlich mit dem Aufwand ärztlicher Sorgfalt hart zusammen. Man bedenke, daß in anderem Zusammenhang die Frage sehr leicht praktisch in Erscheinung treten kann, ob der Arzt eigenmächtig die Erlaubnis zum operativen Eingriff überschritt. Unkundige Menschen wissen es nicht, wie rasch und wie weit sich bei Operationen die Anzeige für das ärztliche Handeln ändern und erweitern kann, so daß es aus Gründen der Sorgfaltspflicht gilt, mehr zu tun, als beabsichtigt war. Es ist beispielsweise ein junges Mädchen mit den Erscheinungen eines akuten, lebensbedrohenden Geschehens dem Krankenhaus zugeführt worden. Dort bietet sich Anlaß, die Diagnose auf eine durchbrechende Blinddarmentzündung zu stellen. Unter Zustimmung des Patienten operiert man und findet nicht eine Appendicitis, sondern einen Eileiterabszeß. Es ergibt also die örtliche Schau im Leib eine ganz andere Lage, als man voraussah. Darüber kann nun der Operateur die Kranke oder ihre Angehörigen nicht unterrichten. Die Patientin liegt in Narkose mit geöffnetem Leib vor ihm. Der Eingriff muß beendet werden. Natürlich entfernt der Chirurg die gefährlich kranke Muttertube, er entfernt überdies den eng benachbarten Wurmfortsatz des Blinddarms, obwohl dessen Ausschneidung nicht unmittelbar angezeigt ist. Hier handelt er — aus Gründen ärztlicher Voraussicht — eigenmächtig. Zwar tut er es im Interesse des Mädchens, jedoch ist er der Billigung seines Schrittes von vornherein nicht ganz sicher, so naheliegend diese Billigung auch sein mag. Und oft genug sind schon nach Eingriffen, insbesondere nach eigenmächtig erweiterten, den behandelten Patienten Bedenken gekommen, ob an ihnen nicht „zu viel herumgedoktert" worden wäre. So suchte man Ärzte für die vermeintliche oder wirkliche Funktionseinbuße durch nicht vorausangemeldeten Eingriff oder Eingriffserweiterung haftpflichtig zu machen. Die Rechtslage allein zwingt also schon zu äußerster Vorsicht und Sorgfalt in der ärztlichen Abgrenzung des Nötigen und Verantwortlichen. Dabei wird es niemand den Operateuren als ihr gutes Recht bestreiten können, sich vor Haftpflichtansprüchen von vornherein zu schützen. Das kann in der Weise geschehen, daß man sich die Erlaubnis zur Operation und deren etwaige Erweiterung, wenn es die Sachlage während des Eingriffs wünschenswert machen sollte, ausdrücklich im sogenannten „Operations-Revers" schriftlich bescheinigen läßt, ehe man an das operative Hilfswerk herantritt. Mit diesem vorsichtigen Brauch dienen die Ärzte ebensosehr ihrer Bewahrungspflicht, wie sie unliebsamen zivilrechtlichen Weiterungen vorbauen. Natürlich gilt diese Reservatio nur im Rahmen der sorgfältig abgewogenen und zuverlässig durchgeführten Erweiterung des operativen Handelns.

Keinesfalls sollen kranke Menschen ohne ihre ausdrückliche Genehmigung zu eingreifenden oder sonstwie gesundheitlich belastenden Versuchszwecken dienen. Selbstverständlich gilt das auch für Strafgefangene. Es gibt kein geschriebenes Gesetz, das dem wissenschaftlich begierigen Arzt davon abzugehen gestattete. Das ungeschriebene Gesetz der Achtung des Menschlichen selbst in der niederträchtigsten Person eines schweren Verbrechers oder eines sonstwie asozialen Elenden widerspricht der Meinung durchaus, man dürfe hier mit einer geringeren Rücksichtnahme vorgehen. Man erinnere sich doch nur an das peinliche Gefühl, das man gegenüber der Bezichtigung des Vesal empfand, er habe an zum Tode Verurteilten experimentiert, — übrigens ein Vorwurf, den Roth[12]) längst widerlegt hat. Und schließlich noch eines: Der in Schillers „Wallenstein" auf unbedenkliche soldatische Führer gemünzte Vers

„Manch blutig Treffen wird umsonst gefochten,
„Weil einen Sieg der junge Feldherr braucht"

soll im Rahmen einer ärztlichen Behandlung niemals anklingen. Ein Vorgehen nach solch rücksichtslosen Gesichtspunkten würde den gröbsten Verstoß gegen Sorgfalt und Bewahrungspflicht im hippokratischen Dienst bedeuten.

---

[12]) Roth, Moritz: Andreas Vesalius Bruxellensis, Berlin 1892.

IV.

In dem stillen Vertragsbund, der zwischen dem Kranken und seinem behandelnden Arzt steht, spielt die Voraussicht des Krankheitsablaufs, die Prognose, eine sehr große Rolle. Zunächst ist natürlich die klare Diagnose ein Hauptanliegen, aber weiterhin neigt sich das Ohr des Kranken und seiner Lieben ganz und gar der Vorhersage zu. Sie richtig zu treffen, hängt nicht nur von der Natur der Krankheit, sondern auch von Wesen und Reaktionsbereitschaft des Kranken in all seinen konstitutionellen Eigentümlichkeiten ab, bedarf nicht selten also der ärztlichen Erfassung jener leibseelischen Einheit, die durchgeistigt das Wesen des Menschen darstellt. Auf Grund der Tatsache, daß aus dieser komplizierten Eigenart des Menschen seine Lebenspläne, Berufsabsichten und seine kleinen und großen Vorhaben ebenfalls abhängen, ist leicht zu ermessen, wie ernst und sorgfältig der betreuende Arzt seine prognostischen Schlüsse auferbaut haben muß, ehe er sie mitteilt. Und mitteilen muß er sie oft unbedingt; damit wird er einer Offenbarungspflicht[13]) gerecht, die zu den regelmäßigen Aufgaben seines Berufes gehört, die aber auch nach Art ihrer Erfüllung die Erfahrung, Weisheit, Güte und den Humor des Beraters zur schönsten Blüte bringen kann.

Es lassen sich keine scharf begrenzten Regeln geben, wie weit man in dieser Offenbarung zu gehen habe, was alles mitzuteilen sei, was man wegen der gesundheitlichen Lage des Kranken lieber verschweigen solle. Man kann das schon darum nicht, weil die Zeit mit ihren Fortschritten an Einsicht und Können ständig allerlei daran ändern würde. So galt z. B. vor rund 50 Jahren das Wort „Tuberkulose" in Laienkreisen geradezu als ein Todesurteil. Damals wußte man noch nichts von Lungenheilstätten, kaum kannte man die große Tendenz dieser Krankheit zur Genesung. Heute ist das anders. Man hat einsehen gelernt, daß auch tuberkulöse Menschen erfolgreich behandelt werden können. Die Diagnose „Tuberkulose" ist sozusagen hoffnungsfroh geworden. Man scheute sich früher auch, gewissen Kranken die wahre Natur ihres Geschlechtsleidens darzulegen. Das hat

[13]) Von anderen als „Pflicht der Aufklärung" bezeichnet.

sich geändert durch die gesteigerte Erfahrung über ihre Heilbarkeit, wenn anders der Patient mit gutem Willen und mit Geduld den heilerischen Absichten der Ärzte entgegenkommt. Selbstverständlich bedarf alle diagnostische und prognostische Mitteilung einer gewissen Vorsicht und fürsorglichen Milde. Man muß, wie Erwin Payr, der Leipziger Chirurg, einmal sagte, seine Offenbarung als Arzt dem Kranken und dessen Anhang gegenüber in die richtige Form zu kleiden wissen. Dabei ist man sich wohl darüber klar, daß die nackte, nüchterne Lesart der Krankengeschichte, so, wie wir sie zu notieren pflegen, in der Regel nicht die geeignete Form darstellen würde, den Kranken über seinen Zustand aufzuklären. Anderseits sei aber doch betont, daß Krankengeschichten kein hermetisches Geheimnis nur für den Gebrauch der Ärzte sein sollen; sie können unter Umständen in Form einer — vielleicht auszugsweise gefertigten — Abschrift ihrem wesentlichen Inhalt nach der Kenntnis des Kranken und seiner Familie nicht vorenthalten werden. Das gleiche gilt gegenüber Körperschaften der Unfalls- und Lebensversicherung, die aus Gründen der Rechtsfindung nicht selten ein Interesse an den ärztlichen Wahrnehmungen ihres Klienten haben. Auch für die Befunde der Leichenöffnung trifft dies zu, wenn die unmittelbaren Angehörigen des Toten oder deren Beauftragte danach fragen.

Wir dienen dem Gesundheitswillen viel mehr durch Klarlegung als durch Verschweigen von Krankheitsübeln und ihren Folgen. Alle Geheimniskrämerei in derlei Dingen führt zu falschem Wahn und zu stillen oder auch lauten, dann meist an anderem Ort geäußerten Vorwürfen, die an und für sich grundlos sind. Man tut also gut, sich nicht von einem überbetonten Zartgefühl und allzu großer Zurückhaltung leiten zu lassen. In einer ruhigen, klaren, von Tönen des sittenrichterlichen Vorwurfs freien Aussprache werden sich auch jene Punkte menschlicher Schwachheiten und Krankheitserlebnisse in Worte fassen lassen, über die man bei gesellschaftlicher Unterhaltung nicht zu sprechen pflegt.

Anderseits klingt uns fort und fort im Ohr, was Goethe im Buch der Sprüche seines „West-östlichen Divans" gesagt hat:

„Wofür ich Allah höchlichst danke?
Daß er Leiden und Wissen getrennt.
Verzweifeln müßte jeder Kranke,
Das Übel kennend, wie der Arzt es kennt."

Und es ist für das Wesen der ärztlichen Offenbarungen höchst lehrreich, daß selbst richterliche Entscheidung aussprach,[14]) „der Arzt sei nicht verpflichtet, den Kranken auf alle nachteiligen Folgen aufmerksam zu machen, die möglicherweise bei einer dem Kranken angeratenen Operation entstehen könnten. Eine solch umfassende Belehrung würde unter Umständen, sogar nicht selten, falsch sein, da sie den Kranken zu seinem Nachteil von der Erteilung der Einwilligung abhalten oder ihn in eine dem Verlauf der Operation nachteilige Aufregung versetzen würde". Dem entspricht weiterhin auch die Erfahrung von Payr, wenn er zu sagen wußte: „Wir hören in unserem Berufsleben eher einen Vorwurf, wenn wir einmal die Vorhersage zu schwarz gefärbt, als wenn wir bei hoffnungsloser Lage immer noch einem wenn auch noch so schwachen Hoffnungsstrahl den Eintritt ins Krankenzimmer gewährt haben". Es ist offensichtlich, daß in diesem Punkt Einigkeit der denkenden Welt besteht, man dürfe dem Kranken niemals die Hoffnung nehmen. Ambrosius Paräus schrieb darüber den Zweizeiler:

„Il faut, toujours donner au malade espérance,
encore que de mort y ait grande apparence",

ein Wort, das R. Finckenstein folgendermaßen übersetzte:[15])

„Dem Kranken muß man immer Hoffnung geben,
Sollte ihm selbst der Tod schon auf der Zunge schweben."

Daß bei solchem Beginnen die ärztliche Offenbarung das eine oder andere in der Aussprache mit dem Kranken nicht nur verschweigt, sondern daß sie auch gelegentlich bewußt unwahrhaftig verfährt, hat zur Formel von der „ärztlichen Lüge" geführt. Ja, das hat in den Augen etlicher den Eindruck der Besonderheit einer „ärztlichen Ethik" wachgerufen. Demgegenüber darf gesagt werden: Es ist eine allgemein menschliche Gepflogenheit, Schwerkranken nicht die ganze Gefahr ihres Befindens klar vor Augen zu stellen. Kranke Menschen sind reizbarer als gesunde. Sie sind empfindlicher als in den Tagen der Leistungsfähigkeit. Der Zustand ihrer Schwäche verlangt es, sie zu führen und zu leiten, als ob es sich um Kinder handelte, die ja ebenfalls nicht in der Lage sind, alle Wucht der Erkenntnis

[14]) Vgl. Ebermayer, „Der Arzt im Recht", Leipzig 1930, S. 97 u. 156.

[15]) Vgl. Erich Ebstein, Ärztliche Lebensweisheit, Stuttgart 1931. — B. Finckenstein, Dichter und Ärzte, Breslau 1864.

in Dingen des Lebens schadlos zu ertragen. Bei dieser Voraussetzung kann man als Arzt nur mit Hoffnungsfreudigkeit den darniederliegenden Gesunheitswillen wach erhalten. Man wird also in solchem Fall manches beschönigen, was an und für sich ungünstig liegt. Man greift zur Täuschung, immer in der Absicht, dadurch der Ruhe des Kranken und mittelbar der Genesung zu dienen. Besonders aufmerksames Vorgehen bei der Mitteilung ihrer Abwegigkeit erheischen psychisch labile, mutlose und depressiv belastete Menschen; es kam vor, daß sie die Sprechstunde ihres Arztes verließen, um geraden Weges in den Tod zu gehen, ein doppelt bejammernswertes Unglück, wenn es sich nur um vorübergehende seelische Störung handelte.

„Dum spiro, spero",

sagte ein Lateiner. Daß man hofft, solange man atmet, gilt selbst dort, wo das Tor für den gesunden Ausgang nicht zu betreten ist. Auch hier bleibt unwidersprochen die Hoffnung bis zur letzten Stunde ein tröstliches, linderndes Mittel, besser als narkotische Pharmaka und besser als alle sonstige sogenannte „Sterbehilfe". In diesem Sinn bekennen wir uns zu Eugen Albrechts Entschluß gegenüber dem unrettbar vom Tode gezeichneten jungen Kranken, der wohl um die Erfüllung seiner Sohnespflichten bangt und wahre Auskunft über sein Leiden vom Arzt haben möchte:[16])

„Er fordert Wahrheit,
Der Gute — und er scheut, er fürchtet doch
So sehr nichts als die nackte, kalte Wahrheit,
Die Wahrheit, die ich trage. Sie ist Tod.
Geb ich sie ihm?"

So stellt sich der Dichter die Frage, um sie alsbald mit folgenden Versen zu beantworten:

„Freund, ich will dir Wahrheit,
So gute Wahrheit geben, als nur je
Ein Freund dir gab, mein lieber, langer Junge:
Du brauchst die Kraft, dich fest und stark zu halten
Noch Wochen, lieber Freund, noch schwere Wochen;
Die Hoffnung brauchst du für die stillen Zeiten
Der Pflege, für den kurzen Schlaf der Nächte.

[16]) Albrecht, Eugen; „Gedichte und Gedanken". Wiesbaden 1910; S. 66. (Eugen Albrecht, ein bedeutender Pathologe, wirkte in München und Frankfurt a. M. Er lebte 1872—1908.)

Die Wahrheit willst du — ja, die ganze Wahrheit:
Doch jene, welche Sterbenskranke bitten? —
Der Mund spricht: ‚Gib mir Wahrheit, Wahrheit, Wahrheit!'
Die Augen fleh'n in grenzenlosen Ängsten:
‚Die gute Wahrheit gib, die gute Wahrheit!'
Jawohl, mein lieber Freund, mein tapfrer Frager,
Ich will dir Wahrheit, gute Wahrheit — lügen."

Und so sei es wiederholt: Nicht eine besondere Ethik verleiht dem Arzt das Recht zu solcher Unwahrheit, sondern unser aller Menschlichkeit. Unerhört viel Takt muß da gewahrt werden. Ohne eine besondere Einfühlung scheint mir ein Weiterkommen auf diesem Weg ganz undenkbar; denn es gilt auf der anderen Seite auch zu verhüten, aus der getarnten Prognose allerlei nachhinkende Schwierigkeiten konfessioneller und rechtlicher Art für den Kreis des Kranken entsprießen zu lassen.

Ist nun auch für diese schwierige Aufgabe des ärztlichen Offenbarens keine feste Regel zu geben, so wollen wir uns doch der guten Worte Payr's erinnern, mit denen er das notwendige Verhalten in so heikler Situation geschildert hat. Aus ihnen spricht der erfahrene Meister, er mag uns führen: „Man sorgt dafür, daß ein Schwerkranker nicht blindlings Entscheidungen trifft, die angesichts eines zu erwartenden Endes zum Unglück der Familie führen müssen. Man läßt die notwendige Dosis Wahrheit mit dem Tropfglas bald da, bald dort einfließen, und auch der Kranke bekommt davon soviel er nötig hat. Der Kranke kommt zu seinem Recht, aber es ist ein Vorrecht des ärztlichen Standes, darüber zu entscheiden, von Fall zu Fall, von Mensch zu Mensch.[17])

Und noch ein anderes sei hier angedeutet, das mit dem Dienst der Offenbarung aus ärztlichem Mund zusammenhängt. Fühlt sich einer berufen, vor breiterer Öffentlichkeit über Fragen des krankhaften Lebens zu schreiben oder vorzutragen, dann möge er doch ja die Grenzen seines Themas unbedingt im Reich des sicheren Wissens abstecken. Denn die Popularisierung von Wissenschaftsdingen führt nicht selten zu Mißverständnissen und falschem Vorgehen der Hörer. Man soll mit medizinischen Aussagen vor allem die Zuhörer nicht erschrecken. Denn die Dinge des Lebens und Sterbens sind vielen ein so unnahbares Mysterium, daß sie erschüttert werden, entkleidet man sie

[17]) Ebermayer, Der Arzt im Recht, Leipzig 1930, S. 156.

allzu nüchtern des Zaubers, der sie umhüllt. Aber auch in der Nennung und Lobpreisung von Mitteln und Maßnahmen der Behandlung ist es besser, karg als ruhmredig zu sein. Das empfiehlt sich nicht etwa aus dem Wahn, das alles wäre nur Sache des Arztes, nur ihm stehe es zu, um Behandlungsfragen zu wissen, oder es gelte, all diese Maßnahmen geheim zu halten. Man sei sich doch ja klar darüber, daß selbst harmlose Mittel in der Hand des Unkundigen Schaden stiften können. Um so mehr vermag die falsch angebrachte Popularisierung unreifer oder unklarer Wissenschaftsdinge zu verwirren. Das gilt in vollem Umfang auch für Leistungen oder Fehler, gilt für Krankheiten oder Schäden des eigenen menschlichen Seins, von dem an und für sich jeder kleine Kopf meint, er verstehe das am besten, weil er es eben an sich spüre und wahrnehme. Ist es auf der einen Seite eine anerkennenswerte Pflicht zu zeigen, was Wissenschaft treibt und will, versucht und kann, wie sie ihren Weg geht und allerlei Aufgaben einer praktischen Anwendbarkeit zuführt, so ist doch Mäßigung und Bescheidenheit in diesen Mitteilungen sehr ratsam. Hier darf man keineswegs der Phantasie die Zügel schießen lassen. Mit Demut an die Wunder des natürlichen Geschehens zu erinnern, ist auch hier Grundregel. Unverantwortlich wäre es, mit halben Wahrheiten den Trost zu zerstören, den eine tiefe Religiosität zu verleihen pflegt. Dagegen ist es für den wissenschaftlich gebildeten Menschen unmöglich und unmännlich zugleich, jedem Hirngespinst, das verworrenen und abergläubischen Köpfen entstammt, zuzustimmen — etwa in der Überlegung, man könne ja nicht wissen, ob nicht doch etwas daran sei; das wäre weder ärztlich noch wahrheitsgemäß, es wäre lässig und bequem.

V.

Auch die Aufgabe, Zeugnisse auszustellen und Gutachten abzugeben, könnte man der Offenbarungspflicht der Ärzte zurechnen. Wir wollen aber die ärztliche Zeugnispflicht davon absondern, insofern, als sie nach streng objektivierenden Gesichtspunkten zu üben ist, während für die bisher geschilderten aufklärenden Mühen des Arztes doch mehr oder minder subjektive Grenzen nicht nur möglich, sondern in vieler Hinsicht sogar erwünscht scheinen.

Im Feststellen der Krankheiten, im Behandeln der Kranken und im Begutachten des Wahrgenommenen summieren sich die Aufgaben des Arztes. Ähnlich drückte das einmal der einstige bayrische Generalstabsarzt Prof. Dr. Carl Seydel aus. „Und" — fügte er hinzu — „das Diagnostizieren ist das leichteste davon; schwerer ist es, die Leute zu behandeln; aber ganz schwierig ist das objektive Bezeugen und Begutachten." Auf alle Fälle muß man sich dessen bewußt sein, daß Zeugnisse und Gutachten Urkunden darstellen und meistens dazu dienen, rechtliche Vorteile zu sichern. Sie sollen der Wahrheit dienen und dürfen nicht aus bequemer Freundlichkeit mit scheinbarer Objektivität dasjenige als tatsächlich hinstellen, was zwar dem Wunsch des Patienten entgegenkäme, nicht aber den Tatsachen entspräche. Mit anderen Worten, „Gefälligkeitsatteste" sind eine üble Erscheinung eines kulturlos gewordenen Verhältnisses zum Ärztestand. Der wahre hippokratische Sinn muß es ablehnen, durch „Atteste" allen möglichen Bequemlichkeiten und Begehrlichkeiten der Zeugniswerber zu dienen, wenn nicht wirklich ernste Unterlagen dafür gegeben sind. Daß es zu Auswüchsen in dieser Hinsicht kommen konnte, daran sind nicht so sehr die Ärzte schuld als ausführende Kräfte der verschiedensten öffentlichen Behörden, die — insbesondere in Zeiten erschwerter Ernährungslage — um die Überfülle der Begehrlichen los zu werden, es einfacher fanden, ihre zuteilenden oder abschlägigen Bescheide von der Vorlage oder Nichtvorlage ärztlicher Zeugnisse abhängig zu machen. Sicher ist es ein Unfug, für allerlei banale

Amtsentscheidungen die Vorlage von Arztattesten zu verlangen, statt aus eigener Verantwortung dort Stellung zu nehmen, wo viel wesentlicher für die Amtshandlung die zu ordnenden Gegenstände nach Zahl und Umfang sind, als die Art und Gesundheit der Personen, welche jener Gegenstände teilhaftig sein möchten. In der Tat will man dabei die ungute Stimmung der Leerausgehenden in einer gewissen furchtsamen Psychologie von sich abwälzen. So belastet man den Arzt damit, dessen Aufgabe gewiß besserer Dinge würdig wäre.

Das unmäßige Auswachsen des Brauches, im Gemeinschaftsleben allerlei Vorteile von der Vorlage ärztlicher Zeugnisse abhängig zu machen, beeinträchtigt und verflacht eine sehr wichtige Seite der ärztlichen Obliegenheiten ungemein und kann dem behördlichen Ansehen nicht dienen. Natürlich schadet dies auch dem Ansehen des Arzttums, zumal dann, wenn der Arzt bequem dazu übergeht, schablonenhaft, ohne viel Prüfen und Überlegen die gewünschten Zeilen von sich zu geben. Gerade deshalb muß man größte Vorsicht bei Abgabe von Attesten üben. Daß dabei nur Fall für Fall unter Angabe des besonderen Zeugniszweckes sowie unter klarer Scheidung der subjektiven Angaben des Begehrers und der objektiven Wahrnehmungen des Arztes vorzugehen ist, daß ferner nicht etwa jeder wahllos erraffte Fetzen Papiers als Träger der Urkunde dienen darf, ist naheliegend. Auch da heißt es, die Form zu wahren und durch gehörige, leserliche Datierung und Unterschrift das Bezeugte zu erhärten.[18])

Das ärztliche Gutachten ist ein erweitertes Zeugnis. Ihm liegt in viel eingehenderem Maß die Aufgabe zugrunde, in den Ursachenkreis der krankhaften Störung, in ihre Entwicklung

[18]) Sehr beachtlich liest sich in dieser Hinsicht eine Stelle in den Erläuterungen zur Preußischen Gebühren-Ordnung für Ärzte und Zahnärzte vom 1. September 1924 (14. Aufl. 1932). Dort findet sich auf S. 43 als Ergänzung zu den Bestimmungen über Krankheitsberichte, Bescheinigungen und Gutachten [II A 15a bis g] folgender, hier wörtlich übernommene Absatz: „Es ist dringend zu empfehlen, Zeugnisse ohne Ausnahme auf halbe oder mindestens Viertelbogen sauber zu schreiben. Hingeworfene kurze Äußerungen, wohl gar mit Bleistift oder unordentlich geschrieben, auf abgerissenen oder unsauberen Papierstücken und Rezeptformularen schädigen den Wert des Zeugnisses in Beziehung des Ansehens und des Geldwertes." — „Ausgesprochener Mangel an Sorgfalt und Gründlichkeit bei Ausstellung von Zeugnissen kann zur ehrengerichtlichen Bestrafung führen; ebenso wenn nicht sicher zu erkennen ist, ob die bescheinigte Folge oder Tatsache auf eigener Wahrnehmung und Kenntnis oder auf Mitteilung des Betreffenden oder Fremder beruht."

und Folgen hineinzuleuchten. Es soll nach Stufen der Möglichkeit, der Wahrscheinlichkeit oder der Sicherheit beurteilen, ob diese oder jene Voraussetzung für das pathogenetische Geschehen verantwortlich sei oder nicht. Solche Begutachterei ist nicht jedermanns Sache. Die Erstattung sachlicher Gutachten erfordert scharfe Trennung und Kennzeichnung der Vorgeschichte, des objektiv Nachweisbaren und der subjektiven Deutung und Wertung aller Befunde insgesamt. Die Kenntnis der Berufsumstände, bei deren Abwicklung die angeschuldigte Schädlichkeit wirksam geworden sei, wird dem ärztlichen Sachverständigen eine Meinungsabgabe erleichtern; denn das Gutachten soll nicht lediglich eine persönliche Meinung, ein unbewiesenes Dafürhalten aussprechen. Auch mit der rein ärztlichen Beschreibung ist es im allgemeinen nicht getan. Gutachtensfragen beschäftigen heute sehr anregend die pathologische Anatomie und die Pathologie, — und es kann wohl sein, daß die wissenschaftliche Basis für ein Gutachten in dem einen und anderen Fall durchaus nicht mühelos und nur dort zu gewinnen ist, wo die Wissensschätze eines einzelnen klinischen Sonderfaches greifbar sind.[19])

Bekanntlich kann jeder Arzt, der einen Menschen aus Gründen eines Unfalls oder eines Berufsschadens behandelte, aufgerufen und äußersten Falles sogar zeugenschaftlich verpflichtet werden, über seine Wahrnehmung zu berichten. Natürlich setzt dies allerlei voraus: Erstens muß der Arzt sauber datierte Aufzeichnungen über den Patienten, seine Klagen und Symptome besitzen, weil selbst das beste Gedächtnis trügerisch ist. Zweitens sollte er über so eingehende Kenntnisse der Pathologie und der speziellen Krankheitsentwicklung verfügen, daß ihm eine kritische Stellungnahme zur Frage des Zusammenhangs zwischen der behaupteten Ursache und dem Wesen der vorliegenden Gesundheitsstörung möglich ist. Diese kritische Beleuchtung kann schwierig, ja sie kann sehr problematisch sein. Und es ist durchaus denkbar, daß der zum Gutachten aufgeforderte Arzt fühlt, wie sehr solche Aufgabe sein Wissen und Urteilsvermögen übersteigt. Dies offen zu bekennen und darum das Gutachten nicht zu erstatten, ist des ehrlichen Mannes würdig und wird als anständig anerkannt. Wieviel besser ist solcher Schritt als die üble Gepflogenheit, trotz Mangels an Einsicht pathogenetische Meinungen in gewundenen

[19]) Vgl. Gruber, Georg B., „Einführung in den Geist der Medizin", 2. Aufl. Leipzig 1945, S. 249.

Sätzen abzugeben, welche zunächst die gestellte Frage verneinen, um sie dann doch zu bejahen, alles ohne die nötige Begründung, aber unter äußerlicher Betonung persönlichen Empfindens oder praktischer Erfahrung.

Die Tätigkeit als Begutachter entspricht nicht der Aufgabe eines Rechtsanwaltes. Der Arzt ist bei der rechtlichen Bearbeitung einschlägiger Dinge auch nicht Richter, sondern nur Sachverständiger in den Fragen der Krankheitsentwicklung oder der Auswirkung eines Ursachenkreises nach Schädigungen, die solche Folgen begünstigt haben sollen. Meist wird er angerufen, sein ärztliches Urteil in Fragen der Invalidität, der durch Unfallserlebnis oder sonstigen Berufsschaden gestörten Gesundheit abzugeben. Es muß sich nicht um Personen handeln, die er schon früher betreute, und es kann wohl sein, daß seine gutachtliche Arbeit aus Gründen des Gegensatzes zu anderen Begutachtern eine besondere Note trägt. Hie und da wird seine Meinung auch über Eigenart und Veranlassung eines tödlichen Geschehens angerufen.

So hat der Arzt mit seiner Stellungnahme zwar der Rechtsfindung zu dienen, er hat aber in seinem Gutachten nicht selbst Recht zu sprechen. Also ist es auch nicht richtig, bei unklaren pathogenetischen Möglichkeiten im speziellen Fall das ärztliche Gutachten nach dem Satz „In dubio pro reo“ zu gestalten. Nach diesem Satz kann wohl der Richter verfahren, nicht aber der Sachverständige. Ihm kommt es dagegen unter Umständen zu, dem Richter deutlich zu machen, daß in der vorliegenden Frage ein eindeutiger, wissenschaftlich unterbauter Standpunkt nicht möglich ist, weil dafür die Voraussetzungen nach dieser und jener Seite nicht gegeben sind.[20])

Interessierte Laien pflegen in verwickelten Fällen mitunter das menschliche Fühlen des Doktors anzurufen, der als „ihr“ Sachverständiger wirken soll. Fällt ein Gutachten im unerwünschten Sinn aus, sind sie davon enttäuscht, dann neigen sie wohl auch dazu, dem Sachverständigen Weltfernheit oder Mangel an sozialem Verständnis, akademische Einseitigkeit oder schulmedizinischen Hochmut vorzuwerfen. All das ist sehr unerfreulich, ja kränkend, darf aber auf keinen Fall den Gutachter beeinflussen,

[20]) Vgl. auch Müller, B., „Der Begriff des ursächlichen Zusammenhangs von Medizin und Recht“, Münch. Med. Woch. 1933, Nr. 13, S. 500.

etwa in lässiger Gutmütigkeit oder gar in unehrlicher, schiefer Darstellung einem Zusammenhang das Wort zu reden, von dem er nach seiner wissenschaftlichen und ärztlichen Einsicht nicht überzeugt sein kann.

Es ist notwendig, eine Gutachtensaufgabe so ernst zu nehmen, als handele es sich um ein wissenschaftliches Thema; und es erscheint in der Tat einzig und allein richtig, solche Aufgabe nach Art eines wissenschaftlichen Vorhabens zu erledigen. Neben den fachlichen Voraussetzungen ist dafür aber auch Gewandtheit der schriftlichen Fassung nötig. Natürlich bedient man sich für diesen Zweck einer klaren Sprache, die auch Richter und Laienbeisitzer der Spruchbehörden verstehen können. Und nicht weniger selbstverständlich muß es erscheinen, im Meinungsstreit mit anderen Sachverständigen jede Wendung zu vermeiden, die den Eindruck persönlicher Gegnerschaft erwecken könnte oder geringschätzige Abwertung der Mühen des Vorbegutachters erkennen ließe. Sachlich begründete Stellungnahme kann in allen Fällen mit Ruhe und vornehmer Rücksichtnahme auf Meinung und Irrtum anderer vorgetragen werden, jener anderen, die in der gleichen Angelegenheit tätig waren und — sei es wie es wolle — für die Walter des Rechtsstreites selbstredend als achtbare Männer unseres Zunftkreises gelten sollen. Unsachlich streitende Gutachter können dem Arzttum keinen Dienst erweisen. Damit schädigen sie aber ganz allgemein das Vertrauen, auf das im öffentlichen und privaten Kreis die Tätigkeit der Ärzte aufgebaut ist.

Leider hat die Pflicht der Gutachterei für den redlichen Arzt auch ihre dunklen Seiten. Es ist nicht bestreitbar, daß mit dem Menschenwerk des sozialen Ausgleichs das Unkraut der Begehrlichkeit recht üppig hochschoß, und daß die Vorschützung von rentenberechtigten Unfalls- und Krankheitsfolgen bei manchen Menschen sehr beliebt wurde. A l b e r t K r e c k e[31]) hat in seiner meisterhaften, humorigen und doch so ernsten Art die Verkehrung dieser Angelegenheit in ihrer anstößigen Psychologie so kurz und gut gezeichnet, daß ich sie hier wörtlich mitteilen möchte:

„Der Unfall als Krankheitsursache hat seinen ursprünglichen Begriff vollkommen verloren. In einer Gemeinde erleidet ein Arbeiter einen Unfall durch Hufschlag auf die Brustwand und bekommt eine eitrige Rippenfellentzündung. Krankenkasse, Un-

[31]) K r e c k e, Albert, „Vom Arzt und seinen Kranken", J. F. Lehmanns Verlag München, 1932, S. 40.

fallversicherung, Dauerrente von zunächst 100 %. Der Nachbar L. bekommt nach einem halben Jahre aus unbekannter Ursache eine Lungenentzündung. Nachdem die Krankenkassenzeit abgelaufen ist, fällt die Entschädigung fort. „Meinen S' net, Herr Doktor, i könnt' aa was „vom Unfall" kriag'n?" Der Arzt ist erstaunt, „von Unfall" war nie die Rede, und sagt, daß ja ein Unfall, eine Verletzung nicht vorläge. „Ja, der Huber mit der Rippenfellentzündung hat doch aa was „vom Unfall" kriagt und hat jetzt seine achtzig Markl im Monat; die könnt i halt aa leicht brauchen!" Der Arzt erwidert, daß das wohl Schwierigkeiten haben würde. Es vergehen drei bis vier Wochen, und eines Tages teilt der Patient mit, daß er sich acht Tage vor der Lungenentzündung beim Holzfällen gestoßen habe, und daß der Maier Alois als Zeuge diesen Stoß leicht bescheinigen könne. Bürgermeister, Unfallanzeige, Berufsgenossenschaft, Erhebungen, Zeugenaussagen, Gutachten des Dr. K., Beobachtung in der Universitätsklinik, Obergutachten, Gegengutachten des Dr. K., Beobachtung in der Universitätsklinik, Obergutachten, Gegengutachten von Geheim- und Medizinalräten usw. Was kommt dabei heraus? Auch der Nachbar L. erhält seine Unfallrente.

Der sagenhafte Begriff des Unfalls ist dem L. zunächst nicht recht zum Bewußtsein gekommen. Er hat sich nur gedacht, wenn „der Unfall" so ein guter Mann ist, der dem Huber eine Rente zukommen läßt, so könnte auch ich eine solche bekommen. „Der Unfall" zahlt alles. Und aus der unklaren Vorstellung entsteht allmählich in seiner Erinnerung der Stoß beim Holzfällen, und nun nimmt das Schicksal seinen Lauf. Er wäre ja auch dumm, wenn er (der L.) aus dem großen Topf der deutschen Sozialversicherung sich seinen Anteil nicht sichern würde. Wozu haben wir denn unsere vielen Milliarden, die wir nur auszugeben brauchen? Wenn es der eine bekommt, soll es der andere auch haben. Woher es kommt und wer es zahlt, das ist Nebensache."

Mit dieser Haltung des einen und anderen Rentenwerbers muß man nun aber zusammenstellen die klare und gerade Aufgabe der Ärzte, sachverständig dem Recht zu dienen. Da sind Auseinandersetzungen fast unausbleiblich. Wer viel in diesem Sinn zu beurteilen hat, kann angesichts der oft ganz unberechtigten Ansprüche und der nervösen Erwartung der Begutachteten in seiner ärztlichen Beliebtheit kaum wachsen. Da vermögen dann wohl bittere Empfindungen die Seele des ernst und verantwortlich eingestellten Arztes zu beschleichen. Es ist begreiflich, was jener Knappschaftsarzt zu K r e c k e sagte.[22]) „Lieber Kollege, Sie haben mit Ihren Forderungen vollkommen recht, wenn Sie mir bei der Begutachtung sogenannter Unfallschäden große Strenge empfehlen. Wenn ich mich aber in meiner Praxis nicht völlig unmöglich machen will, so bin ich einfach gezwungen, den Zusammenhang zwischen Unfall und Krankheit in jedem Fall zu bejahen".

Man wird gleichwohl dabei bleiben müssen, daß nur die Wahrheit gelten darf. Jede Beugung der Tatsachen, jede Verleugnung der wohlbegründeten Einsicht bedeutete einen Verstoß gegen die öffentliche Vertrauensstellung des Arztes. Es wäre eine falsche Rechnung, wollte man sich durch schiefe Stellungnahme im Einzelverhältnis zu diesem oder jenem Patienten größere Beliebtheit erwerben, wenn man dabei verlöre an der Achtung vor dem unbestechlich sorgfältigen Arzttum. Wer sich solchen Einflüssen beugt, der läuft Gefahr, bald genug noch mehr Zumutungen zu erleben, die sich durchaus nicht mit den ethischen Gepflogenheiten einer wohlanständigen Berufsübung vereinbaren lassen. Auch hier gilt in letzter Linie das Wahrwort, daß ehrlich am längsten währe.

[22]) A l b e r t K r e c k e, „Vom Arzt und seinen Kranken". Verlag J. F. Lehmann, München, 1932, S. 21.

VI.

Gut bekannt und viel beredet ist seit langer Zeit die **Schweigepflicht** der Ärzte, die man auch mit dem Schlagwort des **ärztlichen Berufsgeheimnisses** bezeichnet hat. Wie es im deutschen Gesetz zu lesen ist, handelt es sich darum, daß alle jene Privatgeheimnisse", die dem Arzt Kraft seines Berufs als anvertraut gelten können, unbefugt von ihm nicht offenbart werden dürfen. Man wird gut tun, dabei den Begriff des Privatgeheimnisses recht weit zu fassen. Als Richtschnur kann dafür der hippokratische Ärzteeid dienen, der besagt: „Was ich bei meiner ärztlichen Tätigkeit sehe oder wahrnehme, oder was ich sonsthin dabei Menschliches erfahre, das nicht weitergegeben werden soll, das werde ich in tiefstem Herzen bewahren und will es für unaussprechlich halten".

Natürlich bezieht sich das Geheimnis zunächst auf die Krankheitsdinge des Betreuten und seiner Angehörigen. Es bezieht sich aber auch auf etwaige familiäre Aussprachen und Unzuträglichkeiten, auf geschäftliche Fragen, auf finanzielles Planen und auf alle rechtlichen Daten des Patientenkreises. Kurzum, es bezieht sich auf alles das, was ein anständiger Mensch nicht weitergeben wird, wenn er dazu nicht beauftragt ist. Es wäre ein sehr schlechter Ruf, entpuppte sich der Arzt als Klatschbase, anstatt ritterlich zuverlässige Mannesart zu bewähren. Nicht nebensächlich ist es zu bemerken, daß dieser Schweigepflicht auch das Heilpersonal unterliegt, ferner die angehenden Ärzte, die als Studenten in Hörsälen und Kliniken mit den Kranken und ihren Angelegenheiten in Berührung kommen. Man baut allgemein auf die Wohlanständigkeit der Doktoren, ihrer Helfer und Schüler in gleichem Maß.

All das klingt sehr selbstverständlich; aber leider wird gerade hierin nicht so selten gefehlt. Daran sind oberflächliche Formen einer geschwätzig gewordenen Gesellschaftswelt schuldig. Wie oft drängen sich im täglichen Leben Leute des Bekanntenkreises an uns heran mit Fragen neugieriger Art, was dem und jenem fehle, den wir doch behandelten. Auch auf die Geheimnisse der

Verstorbenen bezieht sich dies. Unbefugte Menschen suchen das Ergebnis von Leichenöffnungen zu erfahren. Die Abwehr gegen solche Neugier scheint mir nicht schwierig zu sein. Ich persönlich habe von den Objekten meiner pathologisch-anatomischen Tätigkeit niemals die Namen im Kopf, ich kann also auch keine Auskunft darüber geben. Dies pflege ich zwar höflich, aber bestimmt in Fällen zu antworten, wenn mich Unbefugte fragen. „Und hätte ich den Namen im Kopf", so lautet meine Antwort weiterhin, „käme eine Auskunft nur gegenüber den nächsten Angehörigen von Angesicht zu Angesicht in Frage". Man möge sich das vorgetragene Interesse durch die Angehörigen des Toten befriedigen lassen. Dabei ist der Weg über den Fernsprecher nicht möglich.

Daß die Wahrung der Schweigepflicht besonders dort angebracht ist, wo sogenannte „delikate" Umstände der Vorgeschichte den Kranken zum Arzt trieben, braucht nicht in Einzelheiten näher dargelegt zu werden. Die Menschen sind keine Heiligen, und weil sie es nicht sind, gibt es immer wieder neue Spielarten des Krankwerdens in der Geschlechtssphäre, die dem Vertrauen des behandelnden Arztes anheimgegeben sind, darüber hinaus aber als Gesprächstoff nicht existieren sollen. Wie schwierig für den Arzt, wenn er etwa die beiden Partner eines Ehebundes in solcher Hinsicht zu betreuen hat, aber jeden so, daß der andere davon nichts erfährt, weil beide Gatten treulos geworden waren!

Das ein Verschweigen von Namen und allen kleinen und größeren Einzelheiten, die vielleicht doch einen Schluß auf die Person des Kranken zulassen könnten, auch als selbstverständliches Gebot für ärztlich wissenschaftliche Mitteilung, für Kongreßvorträge und für Vorstellung von Patienten gilt, brauchte man nicht gesondert zu betonen, wenn dagegen nicht gelegentlich im Eifer der sachlichen Aufgabe schon gefehlt worden wäre. Sehr wenig taktvoll müßte es wirken, wenn dabei etwa noch ein moralisierender Zug das Schicksal des Patienten in besonderem Licht erscheinen ließe. Und verächtlich wäre es, wenn aus Eitelkeitsgründen ein Arzt Andeutungen über die besonderen, gesellschaftlich hochstehenden Persönlichkeiten machte, die ihm ihr Vertrauen darbrachten. Das ärztliche Berufsgeheimnis sollte in keiner Weise der priesterlichen Beichtverschwiegenheit nachstehen.

Durch die Entwicklung der sozialen Medizin ist das früher viel dichter zusammengehaltene Schweigenetz der Ärzte und des Heilpersonals unwillkommen gelockert worden. Das ist leicht zu verstehen. Wenn ein Krankenkassenpatient etwa einer Abteilung für Geschlechtskranke zugewiesen wird, dann weiß das Büropersonal der Krankenversicherung, durch dessen Hände die Krankenpapiere gehen, auch ohne Lesung einer bestimmten Krankheitsbezeichnung, was etwa vorliegt. In diesem Sinn zeigt sich auch, daß selbst die Aufschrift von Krankenhäusern, das Facharztschild von Spezialärzten zum Verräter werden kann. Darum haben es bedachtsame Köpfe verstanden, Bezeichnungen so zu wählen, daß sie an und für sich harmlos klingen und nur denen, welche es angeht, sagen, was gesagt werden soll. So wählte man die Bezeichnung „Abteilung für Geschwulstkranke" dort, wo man die Aufschrift „Krebs" vermeiden wollte; man liest „Arzt für Haut- und Harnleiden", wenn es sich um einen Arzt für Harn- und Geschlechtskrankheiten handelt; in München wurde die Klinik für Dermatologie und Syphilis kurz nur als „Dritte medizinische Abteilung" benannt.

Das wachsende medizinische Staatsinteresse hat aus Sorge um die Gesunderhaltung der dicht und dichter gewordenen Bevölkerung Vorkehrungen gegen die verschiedensten Infektionskrankheiten veranlaßt. Praktisch sind diese Vorkehrungen abhängig von einer Meldepflicht jedes neuen einschlägigen Krankheitsfalles mit Namen und Adresse des Patienten. Dem allgemeinen Schutz der Schwangeren und Gebärenden muß es dienen, jedes Kindbettfieber und jeden vorzeitigen septischen Geburtsverlauf dem Amtsarzt anzuzeigen. Auch erbpathologische Besonderheiten, soweit sie Bildungsfehler schwerer Art umfassen, unterlagen schon der statistischen Erfassung. All diese Vorkommnisse wurden also, soweit es sich um die Diagnose handelt, durch staatliche Verordnung aus dem Vorzug der ärztlichen Verschwiegenheit herausgenommen; ja, es wurde für solche Vorkommnisse den Ärzten die amtliche Meldung zur unbedingten und unabweislichen Pflicht gemacht. Im übrigen kann den Arzt nur der Kranke selbst von der Schweigepflicht der Wahrnehmungen in seiner Sphäre entbinden. Dies gilt auch für den beamteten Arzt, gilt sogar vor Gericht, das nicht etwa durch einen Beschluß die ärztliche Zeugenschaft in Dingen erzwingen kann, die nach dem Willen des Gesetzes in den Kreis des anvertrauten Privatgeheimnisses des Patienten gehören.

Nun besteht aber noch die Möglichkeit weiterer Offenbarung von Verschwiegenheitsdingen für den Arzt, ohne daß er vom Geheimnisträger ausdrücklich entbunden wäre. Dies trifft dann zu, wenn ein höheres sittliches Interesse als dasjenige der Geheimhaltung die Lüftung des Geheimnisses nahelegt. Es wird Sache des Arztes sein, persönlich zu entscheiden, wo das höhere sittliche Gewicht anzunehmen ist, wenn er in die schwierige Lage kommt, bei Zusammenprall verschiedener Pflichten den besseren Weg wählen zu müssen. Das könnte etwa dann der Fall sein, wenn der Arzt Einblick in das Treiben einer räuberischen oder erpresserischen Verbrechergilde erhielte, etwa dadurch, daß ihn Teilnehmer dieser Gilde konsultierten, sei es, um erlittene Kampfverletzungen zu versorgen, sei es, um gewisse Auskünfte allgemeinster Art zu erschleichen, mit denen der verbrecherischen Absicht gedient wäre; oder wenn ein Mensch zur Umgehung seines Steckbriefes durch plastische Operation das Äußere seines Gesichtes und seiner Fingerbeeren verändert wissen wollte. Solche Vorkommnisse mögen für unsere Verhältnisse als konstruiert gelten; man las aber, daß sie sich anderwärts tatsächlich ereignet haben. Und erlebt wurde auch der folgende Fall: Ein Arzt für Haut- und Geschlechtsleiden war irgendwo im Rheinland zu einer Weinprobe eingeladen. Am Tor des betreffenden Weingutes stieß er mit einem seiner Patienten zusammen, einem jungen Mann, der zwei Tage vorher wegen Beschwerden einer syphilitischen Krankheit seine Sprechstunde aufgesucht hatte. Es handelte sich um ein Blütestadium der Lues, die auch an den Mundorganen ihre infektiösen Erscheinungen zu machen pflegt. Dieser junge Mensch war ebenfalls auf dem Wege, an der Weinprobe teilzunehmen. Weinproben gingen damals so vor sich, daß die zu prüfenden Weine jeweils im gleichen Glas all denen gereicht wurden, die davon nippen und kosten wollten. Unter diesen Umständen mußte die Teilnahme des Syphilitikers eine ganz erhebliche Infektionsgefahr für alle anderen Weinkieser bedeuten. Um diese Gefahr zu verhüten, nahm der Arzt seinen Patienten unter einem Vorwand auf die Seite und teilte ihm ruhig und bestimmt mit, daß er das ihm geschuldete Berufsgeheimnis sofort durchbrechen würde, wenn jener das erste Glas zur Hand nähme. Der Kranke zog es vor, sich zu entfernen. Hier bestand ganz offensichtlich das höhere sittliche Interesse an der Gesunderhaltung der Vielen, nicht am Ruf des leichtsinnigen Einen. Dementsprechend hatte sich der Arzt eingestellt, der übrigens durch sein geschicktes Vorgehen den unverantwortlich törichten Kranken vor ernster Straffälligkeit bewahrte; denn die Teilnahme an der Weinprobe mit möglicher Weitergabe seiner Krankheit an andere Menschen beschwor die Gefahr einer bewußten Körperverletzung herauf; das hätte sehr leicht zu einem strafrechtlichen wie zu einem zivilrechtlichen Nachspiel für den jungen Mann führen können.

Schließlich sei hier noch betont, daß wir im Schweigegebot nicht nur ein Privilegium des ärztlichen Standes ersehen wollen. Auch der Priester unterliegt ihm, und jeder andere Stand ist davon nicht frei. Wenn nun aber gerade für den Arzt solche Regel durch mehr als 2000 Jahre sich besonders betont erhielt und in die Gesetzgebung der Kulturländer überging, dann umkleidet sie Gutes. Dieses Gute ist das Vertrauen zu einem Berufsstand, der durch sein Helfen ehrwürdig geworden ist. Dessen gedenken wir ebenso gerne, wie wir ein peinliches Gefühl empfinden, wenn man uns, wie es vorkam, zumuten möchte, der Polizei Helferdienste zu leisten in der Abwehr bestimmter Vergehen. Gewiß haben wir die Pflicht, Ungesetzliches zu verhüten und, soweit wir es vermögen, verhüten zu helfen. Nicht aber haben wir den Auftrag, aus unseren Anamnesen polizeiliche Vernehmungen zu machen. Wir sind Ärzte geworden, um in Krankheit und Lebensnot anderen Menschen hilfreich beizustehen. Wollen wir dabei über dem Anliegen des einzelnen die Allgemeinheit ganz gewiß nicht vergessen, so darf doch auch die Rücksicht auf das Ganze nicht verleiten, den einzelnen Hilfsbedürftigen in seiner Not aufzuopfern. Wenn solche Aufopferung geschähe, würde man der Ärzteschaft den Ruf bereiten, als Agenten der Polizei oder des Strafrichters zu fungieren. Damit aber würde die Blume des Vertrauens verdorren, die uns als Zaubermittel des hippokratischen Einsatzes seit undenklichen Zeiten gilt.

VII.

Es ist nicht leicht für den vielbeschäftigten Arzt, im Trott seiner täglichen Aufgaben nicht ganz und gar zu versinken. Geht er noch so sehr auf in den Pflichten der täglichen Sprechstunde, fordern jeweils zahlreiche Kranke seinen Besuch am Bett, so bleibt auch noch allerlei anderes für ihn zu tun. Die Medizin, die er lernte und die wir heute als Arzneiwissenschaft lehren, ist nichts Abgeschlossenes. Es wäre falsch anzunehmen, man könnte einen allvermögenden Kanon solcher Heilkunde verfassen, der dann wie ein Brevarium, wie ein kurzer unfehlbarer Leitfaden den Interessenten für jeden neuen Fall erlebter Gesundheitsstörung rasch ins Bild zu setzen vermöchte, der ihn weiterhin anwiese, was jeweils zu tun sei gegen die Nöte des kranken Lebens. Wer in steter Sorgfalt seinen ärztlichen Lebensweg gehen will, der muß ständig auf seine Fortbildung bedacht sein. Und da Herkommen und Doktoreid die höchste Sorgfalt als das erste Officium des Arztes ansprechen, gehört auch die **Fortbildungspflicht** zum ständigen Anliegen eines wohlbemühten Ärztestandes.

Darüber, wie man solche Fortbildung betreiben möge, läßt sich ganz verschieden urteilen. Man hat in dieser Hinsicht auch mancherlei debattiert und veröffentlicht. Mir will scheinen, es lasse sich da kein Weg angeben, der als einziger, unbestrittener Weg allen dienen könnte. Es hängt — genau wie beim Studium — von Begabung und Neigung des einzelnen ab, ob er vielleicht in geschlossenem Kursus mit vielen hart aufeinanderfolgenden Stunden der Vorlesung und der Vorweisung, oder ob er einem Praktikanten gleich, in tätigem Mitlauf bei den klinischen Aufgaben eines großen Krankenhauses in sich aufnehmen will, was die neue Zeit diagnostisch und therapeutisch pflegt. Wieder ein anderer zieht es vor, in stiller Klause lesend und vergleichend den neuen Stimmen nachzugehen. Hat man selbst als Lehrer Vorträge und Kurse im Sinn der ärztlichen Fortbildung abgehalten, dann weiß man, wie verschieden die Wünsche und die Bereitschaft der Kollegen sind, ihr wissenschaftliches und praktisches

Rüstzeug für den ärztlichen Dienst zu ergänzen. Es sind ebenso viele Stimmen, die über neueste Gesichtspunkte der Pathogenese unterrichtet sein wollen, wie andere, denen speziellere Dinge der Behandlungstechnik am Herzen liegen, manchmal auch Erfordernisse, geboren aus Unzulänglichkeitsgefühlen gegenüber alltäglichen und banalen Erlebnissen am Patienten, deren sie sich nicht Herr fühlen. Hält man sich an die Wünsche der Kollegen, dann kann es wohl vorkommen, daß den einen langweilt, was den anderen brennend beschäftigt. Man kann unmöglich all ihren Wünschen und Gesichtspunkten gleichmäßig in Lehrgängen und Seminarabenden dienen. Und so wird es dabei bleiben müssen, daß jeder seine Fortbildungslust so befriedigt, wie es ihm am besten mundet und wie er am reichsten auf seine Kosten kommt.

Die neueste Zeit hat dieses Streben nach Fortbildung für die Praktiker erleichtert. Man erklärte die Teilnahme an Fortbildungskursen als eine Berufspflicht, die nicht zu umgehen sei. Und in der Tat fanden die an großen Krankenhäusern, an Akademien und Universitätskliniken abgehaltenen Kurse guten Anklang. Wer solche Möglichkeit schuf, hat, wenn er gut beraten war, nicht nur an die Notwendigkeit gedacht, in Fragen der Diagnostik und der Therapie dem alltäglichen Bedarf der Ärzte zu dienen. So berechtigt dies Bestreben ist, so könnte es doch als banausisch, ja darüber hinaus auch als platt utilitaristisch gelten, wenn ihm nicht noch weitere Möglichkeiten zur Seite gerückt wären. Die meisten Ärzte hungern auch nach dem anderen Brot des Geistes, das jenseits der engen Fachgrenzen zu suchen ist. Man dehne also den Begriff der Fortbildung aus und lasse andere Gegenstände universeller Bildung ebenfalls an die Ohren unserer Gäste klingen. Philosophie und Naturwissenschaften, Geschichte und Kunst, Gesellschaftslehre und Wirtschaftskunde bieten immerdar Neues. Und da der Arzt mitten im Leben steht, wird er an solchen Gegenständen nicht achtlos vorübergehen, wenn man sie ihm in guter Form darzureichen weiß.

Wir wollen auch nicht vergessen, daß der schon durch allerlei Berufsnöte hindurchgegangene Arzt vielen Problemen geistiger Art ganz anders gegenübersteht als der Student, den die Not der Gemeinschaft nicht annähernd in gleichem Maß ergriffen haben kann. So werden manche Gegenstände das Interesse des Älteren fesseln, die im Grenzgebiet des Medizinischen liegen, etwa Themen, wie sie einstmals bei Vortragsabenden des Instituts für

Geschichte der Medizin an der Universität Leipzig durch das Bemühen von H. Sigerist zu Gehör gebracht worden sind. Das Problem „Der Arzt und der Staat" hat mehrlei Seiten, von denen her es beleuchtet werden kann. Und vom „Problem der Kultur und der ärztlichen Psychologie" gilt dies nicht minder.[23]) Wie schön, wenn es im Rahmen der Fortbildung gelingt, das Interesse der Kollegen zu erregen und zu vertiefen für Gedankengänge, denen Geistigkeit höheren Zoll verlangt. Wenn es wahr ist, daß der Arzt aus der Gesamtbildung seiner Zeit heraus als Kulturträger und Mittelsmann hohen Ranges wirken soll, dann ist es geradezu unumgänglich, sich auch mit all den Gegenständen zu befassen, die der Medizin in ihrer Beziehung zu Kultur und Gesellschaft gewidmet sind. Kann man es also möglich machen, für Wochen aus der Tretmühle seines Aufgabenkreises freizukommen und einen systematisch aufgebauten Fortbildungskursus zu besuchen, dann wird daraus sicher Gewinn zu ziehen sein.

Ganz bestimmte, betont fachärztliche Fertigkeit neuerer Prägung erlernt man am besten im Miterleben und kontrollierten Handanlegen auf einer entsprechenden Fachabteilung. Da wird es der freundlichen Verbindung mit den Meistern des Faches bedürfen, um aus dieser besonderen Art der Fortbildung Frucht ziehen zu können.

In Zeiten geregelter Wirtschaft erscheinen laufend Archivhefte, Zeitschriften und Wochenblätter medizinischen Inhalts. Das sind teils Organe streng wissenschaftlicher Fachrichtung, teils Journale für den Gebrauch des Allgemeinarztes. Daß der gute, gebildete und fortschrittliche Arzt mindestens eine oder noch besser mehrere Zeitschriften lesen müsse, sei selbstverständlich; so drückte es schon vor Jahren Albert Krecke in einem Aufsatz mit dem Titel aus: „Wie soll der Arzt seine Wochenschrift lesen?"[24]) Diesen Aufsatz, meine Herren, sich zur Richtschnur zu nehmen, das möchte ich ihnen freundlich raten.

Krecke faßt die Dinge ganz zeitgemäß an. Denn damit ist es nicht getan, daß man mehr oder minder ermüdet die gedruckten

[23]) Vorträge des Instituts für Geschichte der Medizin an der Universität Leipzig. Bd. 1: „Grundlagen und Ziele der Medizin der Gegenwart". — Bd. 2: „Der Arzt und der Staat". — Bd. 3: „Philosophische Grenzfragen der Medizin". — Bd. 4: „Problem der Kultur und der ärztlichen Psychologie". Verlag Thieme in Leipzig 1928 bis 1931.

[24]) Krecke, Albert: „Vom Arzt und seinen Kranken". München 1932, S. 322.

Zeilen der ärztlichen Zeitung durchhastet, um rasch wieder alles zu vergessen. Er empfiehlt die Anlegung einer Sammlung von Lesefrüchten, also eines sogen. „Collectaneums"[25]) älterer humanistischer Prägung, was unter Einschaltung einer helfenden weiblichen Hand, etwa der jetzt mehr und mehr in Tätigkeit tretenden Sprechstundenhilfe, nicht schwer zu machen sei. So kann man sich mit wenigen Schlagworten einen vielfachen Nachschlagehinweis schaffen, der im Bedarfsfall sehr rasch den Weg zu dem einst gelesenen Aufsatz zurückzufinden gestattet. Es empfiehlt sich, selbst Bücher in dieser Weise zu lesen. Natürlich ist das gewiß nichts Neues. Ich erinnere mich, aus Großvaters und Vaters Zeiten Rezeptsammlungen gesehen zu haben, die nach ganz ähnlichem Prinzip angefertigt, den Fortschritten in der Therapie Rechnung trugen. Das war eine gute Sache. Freilich schien es damals noch einfacher zu sein als heute, in Dingen der Heilkunde auf der Höhe zu bleiben.

Man sollte meinen, daß jeder, der in das Getriebe des Lebens einmal tiefer hineinsah, durchdrungen sei vom Gefühl seines ewigen Schülertums. Aber der Satz des griechischen Philosophen, daß wir nur immer wieder lernend ins Alter hineinwüchsen, ist doch nicht allen so ganz selbstverständlich. Die wenigen, die das nicht fühlen, sind es, welche meinen, mit althergebrachter Routine all und jeder Forderung der Praxis gerecht werden zu können. Dabei unterlaufen ihnen Fehler genug. Und schließlich erwächst daraus auch ihnen ein sehr negatives Verhältnis der zunehmenden Lebensjahre und des abnehmenden Kreises ihrer Tätigkeit. So wird man mißvergnügt, unzufrieden und fühlt statt eines immer wieder sich selbst antreibenden Künstlertums das Stümperhafte seines Beginnens. Viel besser ist das Bedürfnis nach wachsender und immer wieder verjüngter Erkenntnis bei denen ausgeprägt, die es sich schon in frühen Jahren wünschen, auf ihre alten Tage noch einmal Medizin studieren zu dürfen. Freilich ist das ein Wunsch, der leider zumeist ganz utopisch ist

[25]) Solches Collectaneum besteht aus einzelnen gleichgeschnittenen Blättern oder Karten, die am Kopf Raum genug für mehrere Schlagworte haben. Dort verzeichnet man das wesentliche Wort des Titels, den Namen des Autors, einen oder mehrere Hinweise auf den Inhalt, Jahr und Stelle der Publikation. Der Raum darunter dient weiteren Notizen und Auszügen.

und bleibt. Wer so sagt, der bekennt aber, daß seine enteilenden Tage geeignet sind, ihn mehr und mehr zu entfernen vom Weg der Lehre und der Kritik. Damit gesteht er die Notwendigkeit stets neu aufzufrischender Einsicht in den Lauf der Heilkunde rückhaltlos zu. So muß ihm jede Fortbildung willkommen sein. Er überwindet selbst den sonst so schmerzlichen Zusammenprall der Generationen und gesellt sich bei guter Gelegenheit der Jugend zu, um ja nicht ins Hintertreffen zu gelangen. Und er tut recht daran. Sein Fortbildungswille zieht die logische Konsequenz aus dem Satz des großen Hippokrates, es sei das Leben kurz, die Kunst aber lang und die Beurteilung recht schwierig.

VIII.

Als heikelsten Punkt unter den vielen Anliegen des ärztlichen Pflichtenkreises darf man wohl die Honorarfrage ansehen. Man sollte allerdings lieber von einem Honorarrecht des Arztes als von einer Honorarpflicht sprechen, wenn schon — unter einem bestimmten Gesichtswinkel gesehen — eine gewisse Verpflichtung zur Gebührenforderung vorhanden sein mag. Betrachtet man das Verhältnis zwischen Arzt und Patient von der juridischen Seite her, dann ergibt sich unschwer ein nüchternes geschäftliches Gepräge dieser Angelegenheit. Übernimmt der Arzt die Behandlung eines Rat- oder Hilfesuchenden, dann geht er mit ihm einen Vertrag ein. So gilt es vor dem Gesetz. Ob das ein „Dienst-Vertrag" oder ein „Werk-Vertrag" genannt werden soll, darüber mögen die Rechtsphilosophen sich streiten;[26]) für die nachher zu besprechenden Gedanken dürfte es gleichgültig sein. Diese Gedanken beziehen sich auf das Arbeitsverhältnis in der sogenannten freien Praxis, die freilich durch immer weiter gewordene Kreise der staatlichen, pflichtmäßigen und der privaten, freiwilligen Krankenversicherung, also durch das Krankenkassenwesen, stark eingeschränkt worden ist.

Nicht immer bestand im Verhältnis zwischen dem Kranken und seinem Arzt die heutige Rechtssicherheit. Man muß nicht gleich an jene angeblich asiatischen Gebräuche denken, die den Arzt nach glücklicher Krankheitsbehandlung reich belohnen ließen, während er im Fall ungünstigen Ausgangs der Krankheit getötet oder doch geprügelt oder zu einer entsprechenden Buße verurteilt worden sein soll. Immerhin, der Geist solcher Einstellung spricht

---

[26]) Ebermayer sieht da einen „Dienst-Vertrag" als gegeben; denn gleichgültig, ob die ärztliche Leistung zu einem positiv ausfallenden Werk führe oder nicht, bleibe der Patient zur Gegenleistung verpflichtet. Dagegen tritt Lutz Richter dafür ein, daß es sich um einen „Werk-Vertrag" handelt, wenn „der freiberuflich tätige Arzt seine Leistung anderen zugängig macht". Denn auch im Werkvertrag könne man wohl einen Erfolg versprechen, der nicht ein günstiger Erfolg zu sein brauche.

(Vgl. „Der Arzt und der Staat" im 2. Bd. der Vorträge f. Gesch. S. 47 und S. 97.)

auch aus allerlei Verslein unserer Zonen, von denen dasjenige des Goris de Leyden am meisten zitiert wird:

„Exige dum dolet, post curam medicus olet."[27])

Wohl am frühesten fand der Wandel der ärztlichen Wertschätzung für den Einzelfall Ausdruck im Regimen Salernitanum, wo man liest:

„Dum aegrotus visitatur,
Dum processus ventilatur,
Cura te accipere.
Nam aegroto restituto
Et processu absoluto
Nemo curat solvere."[28])

Man sieht, da gab es eine heikle Spannung zwischen dem gesuchten Helfer und dem genesenen einstigen Patienten. Die Entwicklung dieser Spannung hat ebenfalls ihren Niederschlag in Literatur und Kunst gefunden. In bester Fassung brachte das wohl zum Ausdruck der — in seiner Lebensgeschichte höchst merkwürdige — nachgeborene Bauernsohn aus Siemetshausen in Hessen, der als Humanist und Lehrer der Dichtkunst an der Universität Leipzig gewirkt hat, ehe er umsattelte und als Stadtarzt in Braunschweig tätig war, dann Professor der Medizin in Marburg, endlich Physikus und Professor in Bremen geworden ist: Heinrich Sölde (1486—1535), den seine Freunde Enricus Cordus nannten. Unter seinen vielgepriesenen Epigrammen findet sich das uns interessierende „De medicis". Es lautet:

„Tres medicus facies habet; unam quando rogatur
Angelicam. Mox est cum juvat ipse Deus.
Post ubi curato poscit sua munera morbo,
Horridus apparet terribilisque Satan."

R. Finckenrath[29]) hat diese Verse übersetzt:

„Drei Gesichter hat der Arzt: Kommt er auf Verlangen,
Heißt man einen Engel ihn; heilt er, einen Gott.
Will er aber nach der Kur seinen Lohn empfangen,
Sieht er wie der Teufel aus und empfängt nur Spott."

---

[27]) „Regle Deine Sache, solange der Kranke leidet. Nach der Kur ist der Arzt anrüchig."

[28]) „Solange Du den Kranken besuchst, solange seine Krankheit nicht abgelaufen ist, sorge für Deinen Lohn; denn ist der Kranke gesund, die Krankheit überwunden, denkt keiner daran, Dich zu bezahlen."

[29]) Finckenrath, R.: „Dichter und Ärzte". Breslau 1864.

In den prächtigen Büchern von Eugen Holländer[30]) kann man nachlesen, wie dieses Gleichnis einschlug, und wie Dicht- und Griffelkunst, wie auch Maler sich bemüht haben, jene Dreigestalt des Doktors als „Aesculapius trifrons" darzustellen.[31]) Ja, etliche wandelten den Arzt in vier Stufen von Gott über Engelsgüte und Menschenart zum Satan ab. Man mag sich fragen, wie dieser Wandel in der Wirkung des Arztes psychologisch zu erklären sei. Erwuchs aus Unzulänglichkeiten des ärztlichen Leistens oder aus der Gedankenkürze des Alltags solche Antithese? Das letztere dürfte der Fall sein.

Wahrscheinlich spielte für die sekundäre Abkühlung der Gefühle gegenüber dem Arzt nach anfänglicher Verhimmelung seiner Person die allzu selbstverständliche Voraussetzung jener verständigen Güte und des hilfreichen Entgegenkommens eine Rolle, jener Voraussetzung, die man kurzweg als „Menschlichkeit" bezeichnet. Das ist gewiß eine Eigenschaft, die man von ihm allgemein erwartet und die ihn grundsätzlich erfüllen und leiten soll. „Primum humanitas" ist die Richtschnur jeden ärztlichen Werkes. Und es ist bezeichnend, daß ein in Ehren und Ansehen grau gewordener Doktor einmal äußerte: „Es wäre so schön, Arzt zu sein, könnte man einen recht großen Geldbeutel sein eigen nennen, aus dem man stets für Kranke und Hilfsbedürftige frei schöpfen und austeilen würde!" Diese Gesinnung entspricht dem gottgewollten Samariterwerk, und es ist klar, daß in Augenblicken der Lebensnot und der Schmerzen jedermann dem linden Helfer und seiner schmerzstillenden Gabe verlangend entgegensieht. Aber der Arzt ist eben in der Tat nur ein Mensch, auch er muß leben und muß verdienen, um wirken zu können. Anderseits mag es für viele keine Kleinigkeit bedeuten, nach langen, einkommenslosen Krankheitstagen auch noch eine Doktorrechnung bezahlen zu müssen. Da stößt in das bisher freundliche Verhältnis die rauhe Wirklichkeit hinein; sie ändert die Situation und verzerrt für den kurzdenkenden Kleingeist in widriger Weise die Züge des Mannes, den man sich nur als Helfer gedacht hat. Alles Geschäftliche ist kalt und ernüchternd, ja in seiner Konsequenz wohl auch

[30]) Holländer, Eugen, „Die Karikatur und Satire in der Medizin". Verlag Enke, Stuttgart. 1905, S. 189 ff. und „Die Medizin der klassischen Malerei", 2. Aufl. Verlag Enke, Stuttgart 1913, S. 455 ff.

[31]) Vgl. auch Ebstein, Erich: „Ärztliche Lebensweisheit", 2. Aufl. Verlag Enke, Stuttgart, 1931, S. 26 ff. und S. 41.

einschneidend und abträglich für den einen Teil der Partnerschaft. Kein Wunder, wenn der Schuldner im Fordernden einen unbarmherzigen Geist, ja den Teufel selber ersieht.

Ich meine, aus diesen Überlegungen müßte jeder Arzt gelernt haben und immer aufs neue wieder lernen. Wir brauchen nicht noch besonders zu unterstreichen, daß die innerste Psychologie der den ärztlichen Beruf Erstrebenden wie auch des zur ärztlichen Hilfe schreitenden nicht die Voraussicht des seiner Leistung zustehenden Lucrums sein könne, sondern die Leistung selbst. Das primum movens bleibt dabei immer der Helferwille. Deshalb wehren wir uns gegen die entseelende Definition des Arztberufes als einer fortgesetzten, lediglich auf Gewinnerzielung gerichteten Tätigkeit. Deshalb lehnen wir es ab, im Treiben und Leisten des Arztes ein Gewerbe erblicken zu wollen. Und man soll jene andere, innerliche Einstellung nicht, wie es geschah, als eine romantische Abwegigkeit des klaren Denkens benennen. Bei aller Lebensnotwendigkeit des Arztes, bei aller Anerkennung seines Honorarrechtes und trotz der Tatsache seines Dienens unter Gewinnerzielung muß das Kennzeichnende des ärztlichen Berufes die aus dem Helferwillen für jeden einzelnen Fall neu erfühlte und geschöpfte Kunst der Menschenbehandlung bleiben, gleichgültig, welcher Geldertrag darauf gezogen wird. Wäre es nicht geradezu widerlich anzuhören, fragte etwa ein Meister der asklepischen Gilde vor der Tür des Schwerkranken, zu dem er dringend von einem anderen Arzt ins Konsilium gerufen wurde, wieviel er dem Leidenden wohl „abknöpfen“ könne? Und wenn es — gegen den Rat erfahrener Rechtswalter — so wenig Brauch wurde, daß Ärzte vor Übernahme der Krankenbehandlung ihre besondere Forderung vertraglich zu fixieren pflegen, so entspricht wohl auch dies dem Bestreben, nicht die Gewinnabsicht des Berufes als seine tragende Idee herauszustellen.

Eine erfreuliche Seite des Ärztetums scheint sich darin zu zeigen, daß es die gewiß auch vorhandenen Geldgierer in den eigenen Reihen nicht schätzt und abweisend kennzeichnet. Nichtindizierte körperliche Eingriffe vorzunehmen, etwa des Honorars wegen, gilt als unerlaubt. Wer im Verdacht der Neigung zu solchen „Finanz-Operationen“ steht, erfreut sich nicht der kollegialen Achtung. Der gelegentlich aufgedeckte Unfug eines bestimmten geschlossenen Ärztekreises, sich Patienten gegenseitig derart zuzuführen, daß trotz harmloser Angelegenheit gleichwohl erst der Internist, dann der Chirurg, dann der Nervenarzt und vielleicht noch ein Vierter das Schäfchen schor, ist gegeißelt und abgelehnt worden. Abkommen mit großen Gasthäusern an Stätten starken Fremdenverkehrs, unter Überlassung einer Prämie an das Hotel im Fall des Bedarfs zu kranken Gästen gerufen zu werden, sind unstatthaft. All denlei Machenschaften hängt das „Olet" von vornherein recht wahrnehmbar an, das überall dort durchdringt, wo Selbstsucht und nackte Gewinnabsicht vor die ethischen Regeln der Berufsauffassung traten.

Man hat von einer „Honorarpflicht der Ärzte" gesprochen, und zwar im ärztlichen Kreis selbst. Das ist so zu verstehen: Viele Ärzte mühen sich in täglicher Arbeit; sie verdienen dabei nicht spielend ihr Brot. Ihnen ist kein reichliches Einkommen beschert, sondern oft gerade nur so viel, um anständig durchzukommen. Haben sie unter Aufnahme von Schulden ihr Werk begonnen, mag es sehr schwer für sie sein, auf den ersehnten grünen Zweig zu kommen. Sitzen nun in ihrer Nachbarschaft glücklich gebettete Kollegen, denen es ihre Wohlhabenheit gestattet, auch ohne Rechnungslegung zu praktizieren, dann werden diese Arzte — ohne es zu wollen — den anderen sehr bald die Patienten abziehen. Insofern muß jeder, auch der bestgestellte Arzt darauf achten, für seine Leistung eine gebührende Gegenleistung anzusetzen. Da die Höhe von Leistung und Gegenleistung in Gebührenordnungen bis in alle Einzelheiten ausführlich bemessen ist und dabei auch Stufungen von einer Mindestgebühr bis zur höchsten vorgesehen sind, wird keiner Gefahr laufen, etwa die anderen zu unterbieten.

Die Stufung des Gebührenanspruches sollte man nie übersehen. Man muß das Honorar den sozialen und Erwerbsverhältnissen der Betreuten anzugleichen versuchen; denn es ist doch zweierlei, ob einer karg lebenden Witwe oder einer wohlhabenden Bäuerin Posten für eine Kropfoperation aufzuhalsen sind. Der menschlich gesinnte Arzt wird nicht so selten einer verschämten Armut begegnen. Es ist billig und gerechtfertigt, hier mit aller Nachsicht zu verfahren, dies aber so taktvoll zu tun, daß daraus nicht ungewollte Kränkung erwächst. In diesem Sinn besondere „Sprechstunden für Mittellose" durch öffentliche Aufschrift anzukündigen, das möchte doch als ein recht herzloses, einschüchterndes Beginnen gelten, als ein offenbarer Verstoß gegen Feingefühl und Menschlichkeit. Bei aller ärztlichen Honorarpflicht bleiben auch heute noch Gelegenheiten, die es dem mitfühlenden Arzt nahelegen, von vornherein auf die Entgegennahme von Gebühren zu verzichten oder denkbar günstige Bedingungen für den Ausgleich der Schuld zuzugestehen. Der alte Hufeland hat in warmen Worten geschildert, wieviel mehr Genugtuung im ehrlichen Dankesausdruck der Betreuten für den guten Arzt liegt als in der nüchternen Übergabe des gebührenden Geldbetrages.

Ein altes Officium nobile, das schon im koischen Ärzteeid anklingt, läßt die ärztliche Mühewaltung für kranke Berufsgenossen und ihre allernächsten Lieben unbesoldet. Dieser schöne Brauch hat sich in der neuesten Zeit aus begreiflichen Gründen, die man bei Albert Krecke[32]) nachlesen kann, nicht in der alten Großzügigkeit aufrechterhalten lassen. Man kann es dem behandelnden Arzt nicht immer zumuten, alle die Unkosten, welche eine moderne Diagnostik mit sich bringt (— man denke an Röntgenaufnahmen, Elektrokardiogramme, Endoskopie usw. oder an eingreifende und langwierige Therapie! —), für seinen Patienten zu tragen. Wo es aber möglich ist, die alte ärztliche Sitte zu pflegen, wird man es keinesfalls einen Verstoß nennen dürfen, wenn dieses geschieht.

Die Notwendigkeit, mit dem ärztlichen Gebührenwesen zu rechnen, bedingt für den Arzt eine erhebliche Schreibarbeit, der er sich unmöglich entziehen kann. Zwar braucht und vermag er nicht seine Rechnungen nach Arbeitsstunden und Lieferungsstücken, wie ein Gewerbetreibender oder Handelsmann, aufzustellen; aber er muß sich über die geleisteten Krankenbesuche und über die Beratungen in der Sprechstunde, über die gemachten Eingriffe, über den Aufwand an Verbandmaterial und Hilfsmitteln ausweisen können. Auch sind die Finanzbehörden berechtigt, für Überprüfung seiner Steuerpflicht Art und Zusammensetzung des ärztlichen Einkommens zu kontrollieren. In dieser Hinsicht genießen Ärzte keinerlei Vorrecht vor anderen Berufen. So wenig erfreulich es sein mag, der Buchführung allerlei Zeit opfern zu müssen, kann man sie doch nicht umgehen.

[32]) Krecke, Albert: „Das kollegiale Honorar" in seinem Buch „Vom Arzt und seinen Kranken". Verlag Lehmann, München 1932, S. 351.

Wird sie sachgemäß und getreu durchgeführt, erspart sich uns manche Weiterung und Ärgerlichkeit, wie sie aus dem Verkehr mit Behörden bei allzu summarischem Vorgehen in dieser Hinsicht gar leicht erwachsen.

Ein Satz des Seneca, „Medico pretium operae solvitur, animi debetur", besagt, man zahle dem Arzt den Lohn für die Mühe, den Dank an sein Herz bleibe man ihm schuldig[33]). Von diesem Dank an den Arzt wird im Leben viel geredet. Manchmal nimmt er merkwürdige Formen an, die wir ablehnen müssen, wollen wir nicht in den Verdacht der Eitelkeit kommen. Damit ist die Neigung ehemaliger Kranken gemeint, ihren Dank durch öffentliche Mitteilung in Tagesblättern und dergleichen zu bekunden. Wenn dies Verfahren in bezug auf ein und denselben Arzt öfter vorkommt, besteht für ihn die Gefahr des unfreundlichen Verdachtes, er wisse um solche Methodik der Danksagung, er dulde, daß sie zum anpreisenden Aushängeschild für ihn werde. Daß solcherlei Art von Dank dem guten Ärztetum unwillkommen sein muß, dürfte ohne weiteres einleuchten. Wieviel sympathischer erscheint uns da Mörikes Arzt[34]) in seiner selbstverständlichen Schlichtheit! Wir erfahren von ihm durch das einzigartige Denkmal, daß ihm der Dichter in Versen erschuf:

„Siehe, da stünd ich wieder auf meinen Füßen und blicke
Froh erstaunt in die Welt, die mir im Rücken schon lag!
Aber ich spreche von Dank Dir nicht, Du liesest ihn besser
Mir im Auge, Du fühlst hier ihn im Drucke der Hand.
Ich glückseliger Tor, der ich meine, Du solltest verwundert
Über Dich selbst mit uns sein, ja gerührt wie ich!
Doch daran erkennen wir Dich: Den schwindelnden Nachen
Herrlich meisternd fährt ruhig der Schiffer ans Land,
Wirft in den Kahn das Ruder, das — ach — so viele gerettet;
Laut umjubeln sie ihn, aber er achtet es kaum,
Kettet das Schiff an den Pflock, und am Abend sitzt er beim Kruge
Wie ein anderer Mann, füllet sein Pfeifchen und raucht."

[33]) Zitiert nach Erich Ebstein, „Ärztliche Lebensweisheit", 2. Aufl., Stuttgart 1931: Seneca, De beneficiis 6, 17.

[34]) Mörike, „An meinen Arzt, Dr. Elsässer", Gedichte. Tempelverlag Berlin-Leipzig, S. 74.

IX.

Man hört oft sagen, um die Kollegialität der Ärzte sei es nicht gut bestellt. Wahrscheinlich ist es damit nicht anders als mit dem gegenseitigen Gezerre der Menschen in anderen Berufsständen. Auch wissen wir, daß die Welt von den schlechten Frauen viel mehr spricht als von den guten. Das wird ebenso vom Ärztestand gelten dürfen. Gleichwohl ist es angebracht, des ungeschriebenen Gesetzes immer eingedenk zu sein, das von der Kameradschaft im Beruf allerlei verlangt. Sie zu üben, gehört zum Pflichtenkreis einer vornehmen Berufsauffassung.

Um kein Mißverständnis aufkommen zu lassen und um zugleich den Spöttern zu begegnen, die das Wort „Collega" ironisch bald so, bald so abwertig übersetzen, wollen wir uns dessen bewußt sein, daß zwischen Kollegen und Kameraden kein wesentlicher Unterschied bestehen kann. „Collega" ist, wer mit uns zugleich Erfahrungen sammelt, „Kamerad", wer mit uns die Hütte teilt. Bei den Worten liegt der Gedanke einer freundlichen und duldsamen Gemeinsamkeit zugrunde. Sie vertragen sich nicht mit törichtem Neid und gedankenarmer Mißgunst, wie sie etwa Kurt Götz im „Hiob Prätorius" recht lebensnah geschildert hat; sie setzen vielmehr ein freundwilliges Verständnis für des anderen Bedürfnisse, für sein Wollen, auch für seine Schwächen voraus. Zweifellos wird dagegen oft gefehlt. Wir sind leider alle mehr oder minder schwache Menschen, und der Kampf ums Dasein spielt auch hier gelegentlich eine verhängnisvolle Rolle. Aber dazu kommt noch ein anderes.

Die Ausübung der Heilkunst setzt den Arzt in ein Verhältnis zum Kranken, das ihn ungemein heben kann. Bedenkt man ferner, daß der Gegenstand seines Bemühens nicht in allen Einzelheiten mit Maß und Waage erkannt und bestimmt werden kann, daß Erfahrung und Einfühlung da eine sehr große Rolle spielen, endlich, daß die Einflußnahme auf den Patienten stark abhängt von der Begabung, mit Menschen umzugehen, und der Kunst, dem Augenblick all das abzugewinnen, was des anderen Psyche fesselt und hält, dann versteht man vielleicht, daß die Ärzte in der Gefahr leben, den eigenen Einfluß, die eigene Persönlichkeit zu überschätzen. Viele unter ihnen neigen zum Autismus, das heißt zu selbstischer Überheblichkeit in Fragen der Erfahrung und der Kunst. Das geht wahrscheinlich parallel mit der Feststellung, die Lutz Richter gemacht hat und die er mit dem Satz bezeichnete, man finde vielfach in den Kreisen der Ärzte einen Individualismus in einer gesteigerten Form, die man sonst kaum beobachten könne. Dahinter, so meint Richter, stehe ein erschreckliches Maß von Unbildung in politisch-gesellschaftlichen Dingen, ja auch von Unbildung im allgemeinen. Es sei üblich, aus zufälligen Sprechstundenerlebnissen in einer Weise zu argumentieren, die eine sachliche Diskussion überhaupt nicht zulasse [35]). Man wird gut tun, auf solche Wahrnehmung eines Nicht-Arztes aufmerksam zu achten und daraus zu lernen. Ganz falsch wäre es, sie abzulehnen; denn das würde nur bedeuten, daß Lutz Richter in noch weiterem Umfange recht hätte, als er selber dieses aussprechen wollte.

In der Tat führt die Neigung zu höchst persönlichem Urteil und rascher subjektiver Meinungsabgabe meist nur zu Reibungen und zu Mißverständnissen. Im Rahmen der ärztlichen Praxis gibt es täglich Situationen, die geradezu verlockend genannt werden müssen, in schneller Meinungsabgabe selbstisch aufzutreten. Manche Patienten suchen ja geradezu in ihren Anamnesen und Erklärungen die Zustimmung des konsultierten Arztes zur eigenen Aussage zu erhaschen; sie tun das gerne auf dem Weg über eine Verkleinerung derjenigen Hilfen und Helfer, die sie bereits früher bemühten. Da heute — wenigstens im Rund der großen Städte — Ärzte oft gewechselt werden, und da kranke Menschen vielfach glauben, das eigentliche Wesen ihres Krankseins selbst am besten zu verstehen, kann man da schon einiges erleben. Gelegentlich wird mit Vorwürfen der Fehldiagnose und Stümperei, des Kunstfehlers, der Nachlässigkeit, des Unverständnisses, ja sogar der Gleichgültigkeit nicht gespart. Es wäre in jeder Hinsicht falsch, sich diesem Beginnen einer uneinsichtigen Klientel auch nur durch die kleinste zustimmende Bewegung oder gar durch bestätigende Worte geneigt zu zeigen. Bedenke doch jeder Arzt, daß über ihn selbst ähnliche Geister in anderen

[35]) Richter, Lutz: „Die Verstaatlichung des Arztes" in „Der Arzt und der Staat", Vorträge des Instituts f. Geschichte der Medizin an der Universität Leipzig Bd. II. Verlag Georg Thieme, Leipzig 1929

Sprechstunden geradeso unverständig sprechen. Darauf mit zustimmenden Worten einzugehen, bedeutete nicht nur einen Verstoß gegen die gute Kameradschaft, sondern eine Beihilfe zur Minderung des ärztlichen Ansehens überhaupt.

Die trübe Sucht, des anderen Kunst gering zu achten, sie, wenn auch nicht gerade als Pfuscherei, so doch als platt, gehaltlos und unansehnlich abzutun, erhöht keineswegs das eigene Ansehen; ja, solche Unart fällt bald genug auf die Person des unartig Rügenden zurück, zumal, wenn er sich durch besondere Empfindlichkeit auszeichnet, wie dies meist bei selbstischen Naturen zutrifft. Ganz besonders schlimm wirken sich die inkollegialen Spötter aus. Man sollte ihnen anheimgeben, in Shakespeares feinsinniger Komödie „Liebeslust und -leid“ nachzulesen, wie das billige Spotten und Verhöhnen zu werten ist, das so rasch über die Lippen gleitet und die empfänglichen Ohren der Törichten vor allem anderen zu finden pflegt. Kollegen unter sich sollten sich vertragen und achten. Und wenn der eine den anderen in Dingen seiner Behandlungsart nicht versteht, so mögen beide daran denken, daß es viele Wege nach Rom gibt. Auch in anderen Künsten übt nicht jeder alle Arten der Darstellung. Es gibt Graphiker, die haben sich als Meister des Bleistiftes hervorgetan, haben aber, wie z. B. Adolf Menzel, die Kohle abgelehnt; andere wischten, die dritten schabten, um bestimmte Licht- und Schattenwirkungen zu erzielen, ganz abgesehen von denen, die es liebten, mit Nadel und Stichel zu arbeiten; manche bevorzugten den Holzschnitt, andere den Stahlstich, wieder andere die Lithographie, — und in jeder Methodik fanden sich große und kleine Künstler. Keiner von ihnen hat aber alle diese Methoden gleich meisterhaft betrieben. So urteile auch kein Arzt vorschnell über Vorgehen und Behandlungskunst des anderen; er achte vielmehr dessen Überlegung und seine Hingabe an das gute Wollen!

Geradezu schimpflich müßte man es nennen, wenn sich aus einem irgendwie entstandenen Gegensatz zwischen zwei benachbarten Doktoren zänkische Rivalität entwickelte. Leider ist das schon vorgekommen und hat sogar zu Tätlichkeiten geführt. Man kann nur immer wieder betonen, daß damit die Würde des Standes, dem beide Gegner angehören, in höchst empfindlicher Weise verletzt und gemindert worden ist. Es dient auch nicht dem Berufsansehen, wenn der eine Arzt den anderen in all seinem

Tun und Lassen eifersüchtig beobachtet, etwa um zu erfahren, ob jener genau nach den Buchstaben der Standesordnung sein Wesen treibe. Auch ist es nicht anständig, gegen den Nachbarkollegen ein disziplinäres Verfahren einleiten zu lassen, wenn da ein vielleicht nur vermeintlicher Verstoß gegen die Etikette aufscheint. Männlicher erscheint es doch, sich in solchen Fällen gütlich auszusprechen, wobei die Vermittlung eines neutralen Dritten dienlich sein kann.

Man bedenke, wieviel beruhigender und wie in mancher Hinsicht vorteilhaft es sein muß, wenn die Kollegen zueinander Vertrauen zu gewinnen suchen. Es wirkt nach innen und außen gut, wenn einer für den anderen eintritt und wenn sie bei Vorkommnissen schwerer Krankheitsfälle gemeinsam versuchen, das Beste für den Patienten zu wirken. Vier Schultern tragen leichter als zwei Schultern. Darum kann man auch gar nicht genug anraten, die Wünsche aus dem Familienkreis kranker Menschen nach einem konsiliaren Arzt feinhörig zu beachten, sie gütig aufzunehmen und nach Möglichkeit rasch in die Tat umzusetzen. Nichts wäre verkehrter, als solchem Wunsch gegenüber die eigene gekränkte Eitelkeit herauszukehren. Nur ein Tor kann so handeln. Kommt es aber zum Konsilium und ergeben sich dabei auseinandergehende Ansichten, dann trage man sie nicht vor Augen und Ohren des Patienten aus, sondern bespreche altem Herkommen getreu das Für und Wider in einem besonderen Raum, bis man zu einem Schluß über das weitere Handeln am Krankenbett kommt. Dabei vergesse man nicht, daß es Lauscher an den Türen gibt, daß die Wände Ohren haben! Und aus Darstellungen einer karikierenden Kunst, ebenso wie aus Molières Spötterei sollte man lernen, wie unheilvoll streitsüchtige Konsilien und rechthaberisches, gelehrt aufgeputztes Phrasengeklingel in der Beratung der Ärzte unter sich wirken. Als selbstverständlich wird es erachtet, daß kein vernünftiger, feinfühliger Helfer und Rater im Konsilium die Rolle des eigentlich behandelnden Kollegen auch nur mit leisen Andeutungen herabsetzt, selbst wenn die aus der Besprechung gewonnene neue Ansicht einen Wandel im bisherigen Verfahren nach sich ziehen muß. Ganz allgemein gilt dies: Alles Rügen an Vorschriften und Rezepten des anderen, vorbehandelnden Arztes klingt in den Ohren der Laien als eine Anklage, die wie ein ungeheuerlicher Schaden in das Vertrauen zum Ärztestand überhaupt Lücken reißen kann und im Einzelfall jede weitere Behandlungsabsicht erschweren muß. Auch hier ist unsere Aufgabe, nicht anzuklagen, nicht zu richten, sondern zu helfen, der heilkräftigen Natur den Weg zu ebnen, dem Kranken zu nützen. Dieser Rat, immer das Helferamt in den Vordergrund zu stellen, richtet sich selbstredend auch an den pathologischen Anatomen, der bei Leichenöffnungen seinen Auftrag nicht im Sinn eines Anklägers, sondern eines freundlichen Aufklärers und teilnehmenden Lehrers erfüllen wird.

Es hat sich ereignet, daß abgearbeitete, der Erholung bedürftige Ärzte den Rat abschlugen, Urlaub zu nehmen, weil sie fürchteten, es könnte der einspringende Vertreter die Absicht haben, eigensüchtig im Feld des Vertretenen zu pflügen, ihm auf so bequeme Art den einen und anderen Patienten abzutreiben und sich selbst für kommende Praxisabsichten den Boden zu düngen. Daß nur ein höchst unkameradschaftlicher Geist so verfahren wird, ist allseitig klar. Es wäre eine Unanständigkeit höchsten Ausmaßes, benützte gar der Vertreter die gesundheitliche Schwäche des Kollegen dazu, sich statt seiner in den Sattel zu schwingen und es irgendwie zu betreiben, daß jener das Feld räume. Solches und ähnliches ist leider vorgekommen. Und nicht viel anders kann man es auffassen, wenn ein Arzt ungerufen mit ärztlich aufgemäntelten oder auch nicht-ärztlichen Mitteln um die Zuneigung derer buhlte, die bisher mehr oder weniger zufrieden ihr Vertrauen einem anderen Kollegen entgegenbrachten und sich nicht veranlaßt sahen, ihm dieses Vertrauen zu entziehen. Leider sind solche Machenschaften erlebt worden. Sie mußten natürlich abgefangen und unterbunden werden; eine ehrliche Berufsübung kann sie nicht dulden. Nur die offene, kollegiale Art des Wettstreites in der Bewährung ärztlichen Wollens und Könnens hat ein Recht auf Gedeihen und Ansehen.

Der im Lauf der Geschichte so oft wahrgenommene Zusammenprall der Generationen ist auch dem Ärztestand nicht unbekannt. Älter gewordene Ärzte neigen naturgemäß mehr zur Skepsis und zur Resignation als eine daseinsfreudige Jugend. Sie sind nicht selten abgearbeitet, müde, vielleicht auch enttäuscht, des vielen, ach, so oft vergeblichen Redens und Ratens überdrüssig, wo junge Kollegen mit dem ganzen Schwung ihrer Überzeugung und aller Hoffnung auf Erfolg ans Werk gehen.

Daraus ergibt sich leicht, daß altgewordene Ärzte weniger gesucht sind als jüngere. Was jene an Erfahrung voraus haben mögen, das erkennt die Laienwelt den jüngeren, als den zeitgemäß Neuausgebildeten ohne weiteres als selbstverständliches Gut an Wissen und Können zu. Daraus erwachsen aber mitunter Spannungen, selbst zwischen Vater und Sohn, die beide im gleichen Feld dem asklepischen Dienst hingegeben sind. Beide Teile sollten es nicht zur Verstimmung oder gar zur gegenseitigen Ablehnung kommen lassen. An anderem Ort zog ich das schöne Gedicht Goethes von dem altbesinnlichen Palaiophronos und der dem Neuen zugewendeten Neoterpe heran, um zu betonen, wie sehr gerade auch im Ärztestand ein gütiger Wille zum Sichverstehen zwischen einer ergrauten Generation und einer neu zum Berufsgang antretenden für alle Kreise beste Folgen haben müsse. Die Jugend ehre das Werk der Alten, und die Alten sollen sich aufrichten an Mut und Leistungsfreude der Jungen! Dabei sollte es sich von selbst verstehen, daß die Jugend vor dem Alter den Hut lüftet. Wer sich als Arzt neu niederläßt, wird die älteren Nachbarn aufsuchen, sich ihnen vorstellen und um ein vertrauensvolles Einvernehmen bitten. Und der bewährte Graukopf wird den Jüngeren als guter Kollege und freundwilliger Mann die Hand reichen, — auch in Erinnerung dessen, daß er selbst einmal den ärztlichen Lauf begonnen und dabei jede wahre kameradschaftliche Hilfe dankbar empfand. So sichert sich der Alte Achtung und Ansehen, der Junge aber Hilfe und Beistand des erfahrenen Kämpen: beide dienen überdies in vereinter Kraft dem Wesen ihres Berufes, weil sie nach außen hin zeigen, daß sie vertrauenswert sind.

Es verlohnt sich, auch auf uns selbst in diesem Zusammenhang einen Blick zu werfen. Daß sich das kameradschaftliche Verhältnis zwischen dem Lehrer in Dingen der Medizin und seinem Schüler auch für kommende Zeit im Sinn einer guten Kollegialität entwickeln möge, ist wohl der Wunsch eines jeden, der mit ganzem Herzen am Werk ist, Jungärzte heranzubilden. Wir sind bemüht, der Jugend Rüstzeug und Waffen für den Weg ihres Lebenskampfes so zu bereiten, daß sie damit ihr Weiterkommen finden kann. Wann und wie die jungen Ärzte diese Waffen einzusetzen haben, will ihnen die hohe Schule beibringen. Wo sie ihr Kampffeld suchen, um die Geschicklichkeit zu bewähren, im

Gefecht all seinen Wendungen gerecht zu werden und es zum guten Ende zu führen, das ist Sache ihres Entscheides, ihres Mutes und ihres Könnens. Wir Lehrer vermögen unseren Schülern nicht das Gebiet ihres ärztlichen Einsatzes zuzuweisen; sie müssen es sich erobern. Da sieht sich dann wohl auch manches anders an, als man es in Schule und Klinik erlebte. Möchte deshalb keiner der Schule gram werden, sondern die geradezu künstlerische Aufgabe würdigen, die immerdar ein subjektives Neugestalten unter jeweils anderen Gegebenheiten verlangt! Mit aufrichtigen, kameradschaftlichem Gefühlen sehen die akademischen Lehrer alljährlich die Schar junger Doktoren hinwegziehen zur eigenen Arbeit. Sie freuen sich, wenn sie vom Erfolg dieser Jugend hören, der es herzlich gegönnt ist, daß all die Hoffnungen sich im Kreis jedes einzelnen erfüllen, mit denen er einst in die asklepische Lehre gegangen. Kreuzt aber Enttäuschung hier, Mißgeschick da den Weg des jungen Kollegen, wie es wohl jeder Berufsgang dann und wann mit sich bringt, dann zürne er nicht der Schule, weil man auf diesen oder jenen Sonderfall dort nicht bedacht gewesen sei, sondern baue auf die kollegiale Bereitschaft des einen oder anderen Lehrers, der ihm aus seiner Erfahrung auch über die Universitätszeit hinaus gern raten wird, wenn er seinen Rat hören will.

Ein bedeutender Geschichtsforscher drückte einmal das Verhältnis der Generationen so aus: Sie formten sich aneinander und bestimmten so den Wandel ihrer Zeit. Müht sich der Lehrer in bester Absicht um den Schüler, so gewinnt er selbst dabei doch nicht wenig für die eigene Person wie für die weitere Gestaltung seines Berufsweges. Dieses gegenseitige Geben und Nehmen wird fruchtbar und ertragreich bei redlichem Bemühen in freundlichem Eifer für die gemeinsame Sache. Darin liegt aber auch der Grund für jene ehrliche Kollegialität, die Lehrer und Schüler lebenslang als Standesgenossen noch so verschiedenen Alters verbinden kann und soll.

Asklepisches Ziel

Neun Pflichten, vielfach einander verwandt und ineinander verschlungen, spiegeln das Wesen des ärztlichen Berufes. Sie sind um uns herum geordnet und begleiten uns wie die Musen den Apollon begleiteten, den Lichtbringer, der, selbst vom Gedanken des Heiles erfüllt, als Bekämpfer der Seuchen und als Schirmer heilsamer Quellen galt[36]). Von ihm, dem Vater, hatte nach einer thessalischen Legende Asklepios die ärztliche Hingabe übernommen. Asklepische Art ging aber weit über die apollinische Göttlichkeit hinaus. Wunderbar und strahlend haben die Alten den Sohn des Phöbos verherrlicht, der als Abwender und Erlöser vom Übel viele Züge trug, welche später den Heiland der Christenwelt zieren sollten. Unerreicht stellte die antike Skulptur das Antlitz des Gottes dar, und begeisternd schilderte Kallistratos die keusche Reinheit und die wohlwollende Milde, den Adel und die Würde des in Melos verehrten Asklepios. Man spürt, wie sehnsüchtig die damalige Menschheit dem Helfer nahte. Ihr Heilsgedanke lief am Ende auf eine Gesundung des Menschengeschlechtes hinaus. Das war jener Gedanke, den der griechische Mythos den auf Erden menschengleich wandelnde Asklepios so erfolgreich durchführen ließ, daß Zeus — der verminderten Sterblichkeit wegen — die Weltordnung gefährdet sah und für das fortgesetzt ausgleichende Widerspiel von Leben und Tod durch Gewalteingriff sorgte; er entrückte den Asklepios der Menschenwelt. Aber die Idee des menschenfreundlichen Heilspendens dauerte fort. Sie lebte durch Jahrhunderte, wie sie auch heute noch lebt; nur wurde sie nach Gunst und Ungunst der Zeiten enger oder weiter gefaßt. Der Ärztestand selbst ist sich dieser weitgreifenden Auffassung bewußt, wenn er betont, er wolle und müsse das Heil des anvertrauten Kranken über die eigenen Interessen hinaus schirmen und fördern, — oder umge-

[36]) Vgl. Hopf, Ludwig: „Die Heilgötter und Heilstätten des Altertums", Tübingen 1904.

kehrt ausgedrückt, es verstoße gegen die Grundidee der Sorgfaltspflicht, wenn ein Arzt nicht alles aufwende, das gefährdete Leben zu schützen und zu stärken.

Als Schmerzlinderer und Heiler von Krankheit und Gebrechen wird der Arzt im augenblicklichen Notfall angerufen. Er gilt als die große Hoffnung der von Übel befallenen Menschen, er soll ihnen Genesung bringen. Er lehrt aber weiterhin, das Übel auszutilgen oder doch seine Straße zu vermeiden. So führt er die Lebenden aus dem Kreis der Lebensgefahr durch Krankheiten und Seuchen hinüber in die besseren Gefilde der Gesundheit. Er lehrt sie weise und mäßige Lebensführung. Aus der lindernden und bessernd therapeutischen Tätigkeit wächst sein Bestreben zu höheren Zwecken und greift über in jedes Vorhaben der Hygiene, also aller Maßnahmen und Vorkehrungen zum Zwecke der Gesunderhaltung und der Lebensstärkung. Darin liegt die Entwicklung zutage, die den Arzt, über die Partnerschaft eines Einzelverhältnisses hinaus mehr und mehr zum Pflichtenträger gegenüber der Allgemeinheit machte und weiterhin noch in verstärktem Maß machen wird. Nun reicht also die Kennzeichnung des Petronius nicht mehr aus, der in seinem Spruch: „Medicus nil alius quam animi consolatio" das sichere Auftreten, den festen Willen, die feine, vertrauenerweckende Heiterkeit in allen Nebendingen, den bestimmenden Ernst und den Optimismus des Arztes in der wesentlichen Richtung des Behandlungszieles als Faktoren tröstlicher Hoffnung für den Kranken ansehen mochte.

Wir müssen unseren Blick viel weiter vorausschicken. In der Tat glaubte eine jüngstvergangene Zeit, sie könne den Vorzug einer neuen Erkenntnis damit buchen, daß sie den Arzt als Gesundheitsmehrer, als Hüter der menschlichen Kraft, als Pfleger des menschlichen Wohlbefindens und der menschlichen Leistungsfähigkeit auffaßte und diesen Gedanken so sehr unterstrich, daß sie das gesamte Wesen der gesundheitlichen Anliegen unter dem Schlagwort „Gesundheitsführung" zusammenfaßte. Indessen: So neuartig, wie es betont wurde, sind diese Gedanken und Bemühungen nicht gewesen. Das alles wußte auch schon frühere Zeit, und die hat nach Maßgabe ihrer Möglichkeiten gesucht, im gleichen Geist zu wirken. Wenn der gute Hausarzt einer uns fast romantisch anmutenden Epoche in Leid und Freud der Familie Berater war, so ist dies hier zu nennen. Die Fragen spannten sich weit, die vor seinem Forum zur Sprache kamen. Von der Wohlfahrt und der Eugenik des Stammes bewegten sie sich über Kinderaufzucht, Ernährung, Erziehung und Schulung, Wohnung und Siedlung zu den hygienischen Anliegen jedes einzelnen des Familienkreises. Solche Gesichtspunkte wurden nicht erst in unseren Tagen gewonnen. Erinnern wir uns nur an des Tirolers Guarinoni[37]) Ausführungen oder an Johann Peter Franks Medizinal-Polizei[38]), jene eminent hygienischen Versuche, der Familie, der Gemeinde, der Allgemeinheit zu dienen! Desselben Bestrebens ist uns das einstmals vielgelesene, auch ins Deutsche übertragene Buch „Schatz der Gesundheit" Zeuge, das Johann von Beverwyck zum Verfasser hatte[39]). Franz Anton Mais „Medizinische Fastenpredigten"[40]) und Hufelands[41]) Makrobiotik gehört ebenfalls in diesen Kreis. Ferner darf man hier auf des jungen Rudolf Virchows Plan einer Medizinalreform verweisen; sie enthielt in all der Richtung, die uns hier interessiert, viel Beachtenswertes, das gar nicht vom Nimbus der Romantik umgeben war, sondern einer vorausgenommenen idealen Sozialpolitik entsprach. Sein Wort, es sei in der körperlichen Wohlfahrt die Grundlage gegeben für alle Bildung und Freiheit, enthält durchaus jene Notwendigkeiten des Schutzes und der bedachtsamen Führung der Mitmenschen im ärztlich-hygienischen Geist, die manche als Errungenschaft der neuesten Zeit auffassen zu dürfen glaubten.

So gesellte sich im Lauf der Zeiten zu den älteren ärztlichen Funktionen eine andere und weitere Aufgabe viel ausgesprochener, als es jemals vorher der Fall war. Der Arzt soll ein Erzieher zum gesunden Leben sein. Vom einzelnen Menschen aus über den Kreis der Familie soll er auf die Gemeinschaft wirken. Er soll in einem überlegten Optimismus zur

[37]) Guarinonius, Hippolytus: „Die Greuel der Verwüstung menschlichen Geschlechts." Ingolstadt 1610.

[38]) Frank, Johann Peter, „System einer vollständigen medizinischen Polizei", 1779—1819.

[39]) von Beverwyck, Jan: „Nutz- und zuträgliches Gesundheitsbuch." Verlag Fievet, Frankfurt a. M. 1674.

[40]) Mai, Franz Anton: „Medizinische Fastenpredigten oder Vorlesungen über Körper- und Seelentätigkeit zur Verbesserung der Gesundheit und Sitten", Mannheim 1793. (Vgl. darüber Fischer, Alfons: „Geschichte des deutschen Gesundheitswesens", Berlin 1933!)

[41]) Hufeland, Christoph Wilhelm: „Kunst, das menschliche Leben zu verlängern." („Makrobiotik.") Erste Aufl. 1796.

Freude am Lebenskampf aufwecken, soll die Furcht vor Unbehagen und etwa drohendem Verhängnis zerstreuen helfen, die Zuversicht auf eine bessere Lebenszeit stärken. Und nicht ein Arzt, nicht der oder jener einzelne Doktor soll das tun, nicht der Kreisphysikus oder ein sonstiger Amtsarzt, sondern jeder Arzt! Jeder Arzt steht unaufgefordert als ein Faktor mitten im Erziehungswerk des Lebens. Dessen soll er sich auch bewußt sein. Er helfe den Menschen ihren Sinn zu öffnen für die Wunder und das Glück des werdenden und heranwachsenden Lebens. Natürlich wird es mit dem Bestaunen allein nicht getan sein; da winken für alle Beteiligten viele Pflichten und Aufgaben. Ein ausgezeichnetes Büchlein des Pädiaters Adalbert Czerny[42]) handelt davon, wie der „Arzt als Erzieher des Kindes" wirke, wirken müsse. Aber diese Schrift läßt auch zwischen den Zeilen lesen, daß es sich ebensosehr um Erziehung der Mutter, der Eltern handelt. Ein Buch, das dem Arzt als Erzieher der Erwachsenen beiderlei Geschlechtes gewidmet wäre, scheint erst noch geschrieben werden zu müssen, wenn man es nicht als genügend erachtet, im Bedarfsfall für allerlei Fragen aus Anweisern der Hygiene Einzelheiten herauszuholen.

Aber was vermögen alle gedruckten Bücher und geschriebenen Regeln! Viel wirkungsvoller ist und bleibt das lebendige Beispiel. Und da gibt es, wie uns scheint, doch noch sehr viel zu tun. Wir wollen nicht wiederholen, was schon in der Einleitung allgemeiner vom Arzt gesagt wurde und von seiner Weise, sich zu geben und seinen Wandel einzurichten. Hier sei nur abgezielt auf seine erzieherische Mühe um das gesunde Leben. Gar viel ist da zu schaffen, zu raten, zu sagen; das gilt für alle Seiten des Lebendigen, gilt für die leibliche, die geistige und die seelische Komponente, welche in ihrer Dreieinigkeit zusammen das Wesen des Persönlichen bestimmen. Dabei werden nicht so sehr gewisse Regeln der Tageseinteilung, des Maßes und der Art an Nahrung und Trunk, des Rhythmus von Arbeit und Ruhe bedeutungsvoll sein. Solche Reglements kennt man gewiß. Aber andere Gesichtspunkte, sehr wesentliche sogar, die weniger der physischen Hygiene als der psychischen und der moralischen angehören, bedürfen des Lichtes, ohne dabei dem Ton einer öden und gedankenarmen Moralpaukerei Raum zu geben. So gilt es, einer

[42]) Czerny, Adalbert: „Der Arzt als Erzieher des Kindes." Verlag Deuticke, Leipzig und Wien 1926, 7. Aufl.

gewissen Härte der Lebensführung das Wort zu reden. „Gesundheit ist die Tochter der Arbeit", belehrt uns eine ältere Weisheit aus dem Spruchschatz der Deutschen. Demgegenüber hörte man in den letzten Jahren und Jahrzehnten gar zu gerne und allzu einseitig die Gesundheit abhängig genannt von einer müßigen Erholung, also von sehr betonten Arbeitspausen, von einem genießerischen Nichtstun, dessen kräftigende Rolle zweifellos von weiten Kreisen sehr überschätzt worden ist. Gesundheit mißt sich nicht am Müßiggang, sondern an Leistungsfreude und Leistungsfähigkeit zusammen mit dem Gefühl des leiblichen Wohlbehagens.

Den Willen zu maßvoller Leistung zu stärken, wohlgemerkt nicht für jene in Raubbau ausartende Gier und Streberei, sondern den Willen zu frohem Schaffen unter Einsatz der Persönlichkeit, das ist ein gutes Ziel für Erzieher und Ärzte, ein gutes Ziel und ein natürliches zugleich. Nichts ist schlimmer als die Tendenz zur Flucht in Krankheit und Faulheit, wobei beide Begriffe nicht etwa gleich zu achten sind. Viel gibt es da zu rügen und zu bessern, zu richten und zu wehren bei all denen, die vom Schicksal berufen sind, den Lauf zu einem positiven Lebensziel mitzumachen. Man öffne doch nur die Augen, um beispielsweise alle die Unarten und schädlichen Weisen zu erkennen, deren sich Menschen bedienen, um unmittelbar oder mittelbar, wie sie meinen, ihr Wohlbehagen oder ihre Leistungsfähigkeit zu erhöhen, indes sie Mittel verwenden, welche als schädlich erkannt sind. Unnatürliche Bequemlichkeiten und Süchtigkeiten werden da offenbar. Es sei nur an eines erinnert: Die übersteigerte Hingabe an das Nikotin oder an das Coffein mag jahrelang — scheinbar — anstandslos hingehen. Und doch ist das Gift bei so manchem unvermerkt am Werk der Störung des Lebendigen. Das muß den Laien rechtzeitig gesagt werden. Freilich, in der Jugend achtet man abmahnende Stimmen nicht gern. Der Alternde würde vielleicht eher etliches ungeschehen sein lassen, wenn er dies könnte; denn die an seinem Blutgefäßsystem beschleunigt oder vermehrt wirkenden Verbrauchserscheinungen machen sich schließlich geltend. In dieser Hinsicht gibt die ansteigende Statistik der unerwarteten Todesfälle kräftiger Menschen mitten aus bester Lebenszeit heraus allerlei zu denken.

J u v e n a l ist es wohl gewesen, der zuerst von der „Mens sana in corpore sano“ gesprochen hat. Niemand wird gegen diese Formel etwas einzuwenden haben. Aber betrachtet man Sitten und Moden der Zeit, dann läßt sich die Frage aufwerfen, ob manche Erscheinung unserer Zivilisation einem gesunden Geist entspricht. Wahrscheinlich bestanden solche Einwürfe von jeher. Der Betrachter stolpert eben vor allem über das, was ihm in s e i n e r Lebensspanne begegnet. Man kann es nur bildlich oder kann es natürlich nehmen, wenn von unserer Zeit gesagt wird, ihre Unruhe und Unsicherheit habe die Menschen verführt, das Gesicht zu verbergen, die eingeborenen Züge zu verfälschen, dem Schein zu opfern, das Natürliche, Gesunde gering zu achten, ja es zu verachten. Die Tarnung des Gesichtes und ein künstliches, auffälliges Kolorit bedeuten eine Vortäuschung, eine Lüge, — und oft genug nicht einmal eine liebenswürdige Notlüge, sondern einen aufdringlichen Betrug. Dahinter steckt neben dem Selbstbetrug oft genug ein listiges Wollen, ein Streben, das von Ehrlichkeit weit entfernt ist. Ärzte sollten den Erziehern helfen, die Wahrheit als unkorrigierbar zu achten, den Schein zu meiden. Vorgetäuschtes gutes Aussehen ist weder der Gesundheit, noch der Schönheit gleich zu schätzen. Eine Künstelei, entfernt von der sachlich gegebenen einfachen Anordnung des Natürlichen, des Gesunden, kann dessen Wesen nicht fördern, stört dessen lebendiges Ebenmaß, mindert also auch seine ästhetische Erscheinung. Die Menschen zu einem gesunden Empfinden zu erziehen, daß sie solchen Wahn, solche Unsachlichkeit geradezu triebhaft ablehnen, das wäre wohl ein erstrebenswertes Ziel. Es liegt noch in sehr weiter Ferne, und niemand wird glauben, daß es leicht und vollständig zu erhaschen sei. Wir Menschen müssen fortgesetzt darum kämpfen. Wer sich aber durchringt, so zu empfinden und modischer Tünche zum Trotz das Natürliche als gesund und das Unangekränkelte als schön zu empfinden, das Einfache, Klare hochzuhalten, das bewußt Unwahre aber abzulehnen, der wird sich auch in Zeiten der Not und der Kämpfe auf das Gegebene besinnen, wird sich in seinen Grenzen getreu bleiben und der Gemeinschaft nützlich sein. Der Arzt muß das nicht fortgesetzt laut predigen; namentlich nicht am Krankenbett! Denn alles Predigen, jedes magistrale Wesen, jedes moralisierende Messen und Vergleichen wird rasch zum schalen Wortgeklingel. Man wird auch vermeiden, in die religiösen Bindungen der Patienten einzugreifen. Das ist ebensowenig Sache des Arztes wie etwa der laute Vortrag politischer Tendenzen. Wenn er aber durchdrungen ist von seiner Erzieheraufgabe, wird er in diesem Sinn des Wahren und des Guten den anderen vorleben, wird im steten Berufsgang zeigen, wie sich der Ehrliche bemüht, ohne billigen Trug und ohne Süchtigkeit, aber mit Freude an Leistung und Schönheit das Dasein zu meistern. Da zeigt sich dann das große Glück, die gute Gabe des Schicksals, die Mens sana, die am köstlichsten ist, wenn sie in einem gesunden leistungsstarken Körper wohnt.

Möchte der Arzt als Erzieher in stillem Wirken mithelfen, den Menschen jene tiefreligiöse Einsicht zu vermitteln, die Max Planck, der Physiker, bei Gelegenheit eines Vortrags zu Kassel in der schicksalsschwersten Zeit des deutschen Vaterlandes zum Ausdruck gebracht hat. Es war in einer Zeit, die uns alles nahm, vielleicht um uns tiefste Einsicht zu schenken. Und möchte jenes Wort Plancks vor allem den Ärzten selbst für ihre Berufsauffassung Zielpunkt und Tiefe geben: „Das einzige, was wir mit Sicherheit als unser Eigentum bezeichnen dürfen, das höchste Gut, das uns keine Macht der Erde rauben kann und was uns wie kein anderes auf die Dauer zu beglücken vermag, das ist eine reine Gesinnung, die ihren Ausdruck findet in gewissenhafter Pflichterfüllung."

Namen- und Sach-Verzeichnis